“十三五”国家重点图书出版规划项目

国家出版基金项目
NATIONAL PUBLICATION FOUNDATION

总主编　付小兵

创面治疗新技术的研发与转化应用系列丛书

第6册

细胞治疗在创面修复中的应用

XIBAO ZHILIAO ZAI CHUANGMIAN XIUFU ZHONG DE YINGYONG

本册主编　史春梦　王达利　周建大

郑州大学出版社

·郑州·

图书在版编目(CIP)数据

细胞治疗在创面修复中的应用 / 史春梦，王达利，周建大主编．— 郑州：郑州大学出版社，2019．9
(创面治疗新技术的研发与转化应用系列丛书/付小兵总主编；第 6 册)
ISBN 978-7-5645-6619-7

Ⅰ．①细… Ⅱ．①史…②王…③周… Ⅲ．①干细胞移植 - 应用 - 创伤 - 修复术 - 研究 Ⅳ．①R628

中国版本图书馆 CIP 数据核字(2019)第 153798 号

郑州大学出版社出版发行
郑州市大学路 40 号　　邮政编码:450052
出版人:孙保营　　发行电话:0371-66966070
全国新华书店经销
河南瑞之光印刷股份有限公司印制
开本:880 mm×1 230 mm　1/32
印张:6.75
字数:195 千字
版次:2019 年 9 月第 1 版　　印次:2019 年 9 月第 1 次印刷

书号:ISBN 978-7-5645-6619-7　　定价:80.00 元

总主编简介

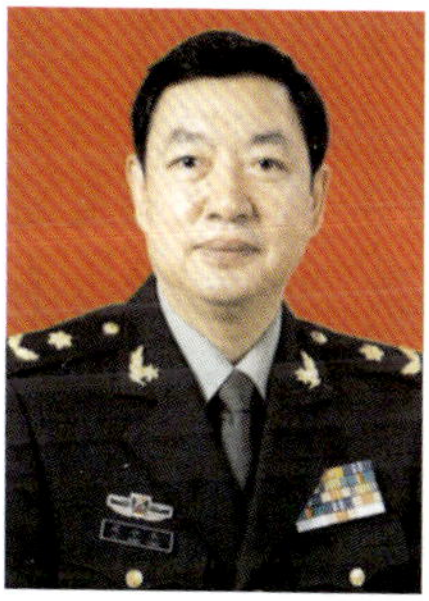

付小兵，中国工程院院士，教授、创伤外科研究员、博士研究生导师。现任中国人民解放军总医院生命科学院院长，基础医学研究所所长，全军创伤修复与组织再生重点实验室主任，北京市皮肤损伤修复与组织再生重点实验室主任等职务。任南开大学教授，北京大学、中国医科大学等国内10余所著名大学客座教授。

学术任职：国际创伤愈合联盟（WUWHS）执行委员，亚洲创伤愈合学会（AWHA）主席，国务院学位委员会学科评议组成员，国家自然科学基金评委和咨询委员，国家技术发明奖和国家科技进步奖评委，国家高技术研究发展项目（“863”项目）主题专家，中国工程院医药卫生学部副主任，中国生物材料学会理事长，中华医学会理事，中华医学会组织修复与再生分会主任委员，中华医学会创伤学分会主任委员、前任主任委员和名誉主任委员，全军医学科学技术委员会常委，全军战创伤专业委员会主任委员，国际《创伤修复与再生杂志》（WRR）、《国际创伤杂志》（IWJ）、《国际下肢损伤杂志》（IJLEW）、国际《创伤治疗进展》（AWC）、《再生医学研究》（RMR）、《中国科学：生命科学》及《中华创伤杂志》（中、英文版）编委，《解放军医学杂志》总主编，《军事医学研究》（MMR）主编等。1995年国家杰出青年基金获得者，2009年当选为中国工程院院士，2018年当选为法国医学院外籍院士。

研究贡献：长期从事创（战、烧）伤及损伤后的组织修复与再生研究工作，主要包括战创伤医学、组织修复和再生医学以及生物治疗学三大领域。重点涉及火器伤与创伤弹道学、生长因子生物学、干细胞诱导分化与组织再生、严重创伤致重要内脏缺血性损伤的主动修复以及体表难愈合创面发生机制与防控等。20 世纪 80 年代中期曾 4 次赴云南老山前线参加战伤调查和救治，经受了战争的考验并获得宝贵的战伤救治经验。1991 年出版了国际上第一部《生长因子与创伤修复》学术专著，1998 年在国际著名医学杂志《柳叶刀》(*Lancet*)首先报道了成纤维细胞生长因子对烧伤创面的多中心治疗结果，推动了我国基因工程生长因子类国家一类新药的研发与临床应用，被英国广播公司(BBC)以"把牛的激素变成了治疗烧伤药物"进行高度评价。2001 年再次在《柳叶刀》上报道了表皮细胞通过去分化途径转变为表皮干细胞的重要生物学现象，为组织修复和再生提供了原创性的理论根据，被国际同行以"相关研究对细胞去分化给予了精彩的总结"和"是组织修复与再生的第 4 种机制"等进行充分肯定。2007 年与盛志勇院士一起带领团队在国际上首先利用自体干细胞再生汗腺获得成功，为解决严重创(烧)伤患者后期的出汗难题提供了基础，被国际同行评价为"里程碑式的研究"。2008 年发现并在国际上首先报道了中国人体表慢性难愈合创面流行病学变化的新特征，推动了中国慢性难愈合创面创新防控体系的建立并取得显著效果，被国际同行以"向东方看"进行高度评价，该成果获 2015 年度国家科技进步奖一等奖。

作为首席科学家获国家重点基础研究发展计划项目("973"项目)、国家重点研发计划项目、国家自然科学基金创新群体项目(连续三期)、国家杰出青年科学基金(1995 年度)、全军"十二五"和"十三五"战创伤重大项目等 28 项资助。主编《中华战创伤学》、《中华创伤医学》、《再生医学：原理与实践》、《现代创伤修复学》、英文版 *Advanced Trauma and Surgery* 和 *Cellular Dedifferentiation and Regenerative Medicine* 等专著 26 部，参编专著 30 余部，在《柳叶刀》和其他国内外杂志发表论文 600 余篇。特别是 2012 年应《科学》(*Science*)杂志社邀请，组织中国科学家在该杂志出版了一期有关《中国的再生医学》(*Regenerative Medicine in China*)的增刊，显著提升了我国再生医学在国际上的影响。获国家和军队二等奖以上成果 23 项，其中以第一完成人获国家科技进步奖一等奖 1 项、二等奖 3 项和省部级一等奖 3 项。培养博士研究生、博士后研究人员等 70 余人。

个人荣誉：1993 年获“国务院政府特殊津贴”，被评为“首届全国百名优秀中青年医学科技之星”。1995 年和 2004 年分别获中国人民解放军总后勤部“十大杰出青年”和“科技金星”等荣誉称号。2002 年和 2004 年分别获“求是杰出青年奖”和中国工程院“光华工程科技奖青年奖”。2008 年获“中国人民解放军杰出专业技术人才奖”。2008 年被国际创伤愈合联盟授予“国际创伤修复研究终身成就奖”(Lifetime Achievement Award)，为获此殊荣的唯一华人学者。2009 年获“何梁何利基金科学与技术进步奖”。2011 年获中欧创伤修复联盟“终身成就奖”。2012 年当选为“科学中国人(2012)年度人物”，并被评为“全军优秀共产党员”。2013 年获“中华创伤医学终身成就奖”和“中华烧伤医学终身成就奖”。2014 年被评为“全军优秀教师”。2016 年被评为全国优秀科技工作者。2012 年和 2018 年分别被中共中央宣传部和中央军委政治工作部作为科技创新重大典型在全国宣传。荣立个人一等功 1 次、二等功 3 次和三等功 1 次。

主编简介

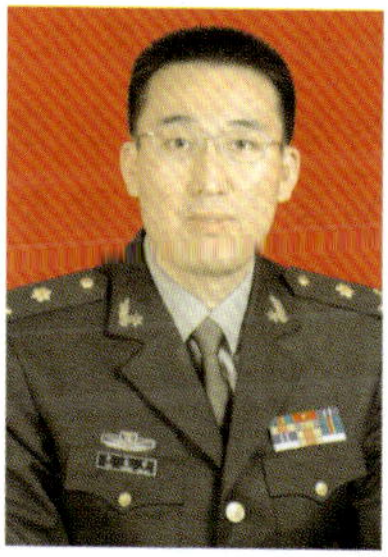

史春梦，医学博士，教授，博士研究生导师。陆军军医大学火箭军医学教研室主任，创伤、烧伤与复合伤国家重点实验室副主任。

学术任职：亚洲创伤治疗学会（AWCA）理事、中国康复医学会再生医学与康复专业委员会副主任委员、全军辐射医学专业委员会副主任委员、中华医学会组织修复与再生分会委员兼复合组织修复与再生学组组长等学术职务。

专业特长：主要从事创伤修复与组织再生的基础及转化研究。

学术成就：系统揭示合并放射损伤后创伤难愈的病理特点与细胞损害机制，筛选出促愈的候选药物；发现真皮源性干细胞亚群，创建放射复合伤细胞治疗新策略；发现具有组织选择性的多功能近红外小分子，建立细胞命运同步示踪与调控新技术。先后主持国家重点研发计划课题、“973”课题、国家自然科学基金重点项目、军队重大项目、重点项目等课题。在 *Lancet Oncology*、*Science Translational Medicine*、*Nature Communications*、*Advanced Materials*、*Advanced Functional Materials*、*Gut*、*Trends in Biotechnology* 等杂志发表 SCI 论文 70 余篇。获授权国家发明专利 7 项；获全国优秀博士学位论文奖、中华医学科技奖一等奖、军队科技进步奖一等奖、重庆市科技进步奖一等奖等奖励。

个人荣誉：入选“长江学者”特聘教授、“万人计划”科技创新领军人才、国家百千万人才工程人选和有突出贡献中青年专家，享受国务院政府特殊津贴。获求是杰出青年实用工程奖、树兰医学青年奖。

主编简介

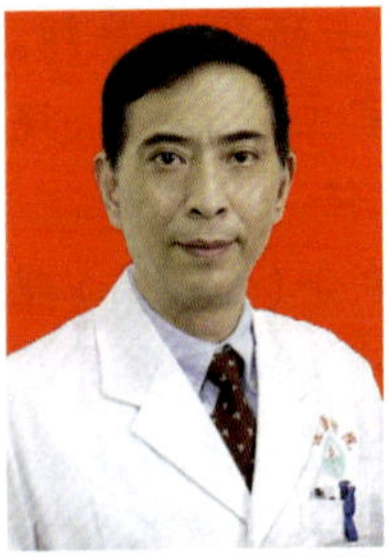

王达利，男，医学硕士，二级教授，主任医师，博士研究生导师，遵义医科大学附属医院烧伤整形外科学科带头人，国家卫健委临床重点建设专科（项目）学科带头人，遵义医科大学附属医院副院长。

学术任职：中华医学会烧伤外科学分会常委、中华医学会组织修复与再生医学分会常委、中国医师协会烧伤外科学分会常委、贵州省医学会副会长、贵州省医学会烧伤整形外科学会主任委员，另兼任中国医疗保健国际交流促进会等国家一级学会二级分会的副主任委员及三个二级分会常委。《中华损伤与修复杂志》（电子版）副总编、《中华整形外科杂志》《中华烧伤杂志》《中国实用美容整形外科杂志》《感染、炎症、修复》等杂志编委。

专业特长：研究方向为干细胞与创面愈合、瘢痕防治、皮瓣的解剖与临床应用。

学术成就：皮瓣外科技术在国内处于领先水平。率先开展阴囊皮肤缺损修复方法对睾丸生精功能影响的系列研究，证实皮瓣重建阴囊术式不宜用于青壮年患者阴囊皮肤缺损的修复。率先在国内报道了瘢痕疙瘩内存在间充质样干细胞，较早进行了不同阶段创面微环境对间充质干细胞外泌体组分及生物学效应研究，提出了间充质干细胞外泌体需有移植部位微环境诱导假说。主持国家自然科学基金项目 3 项、国家卫计委专项 1 项、省级科研课题 9 项，获贵州省科技成果奖二等奖 1 项、贵州省科技进步奖三等奖 3 项。发表论文 100 余篇，其中 SCI 收录 11 篇。

个人荣誉：享受国务院政府特殊津贴，贵州省省管专家，贵州省先进工作者，贵州省优秀青年科技人才。

主编简介

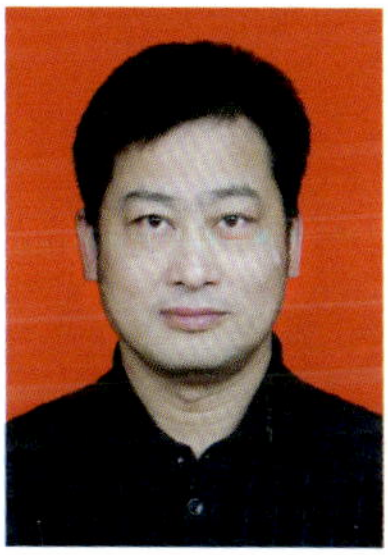

周建大，外科学博士，中南大学湘雅三医院整形美容烧伤外科二级教授，一级主任医师，博士研究生导师。湘雅名医，升华学者特聘教授。

学术任职：湖南省医师协会美容与整形医师分会会长、湖南省健康服务协会皮肤健康管理分会理事长、湖南省抗癌协会皮肤肿瘤分会副会长。国家科技奖、湖南省科技奖、百人计划评审人和国家自然科学基金评审人。

专业特长：以创伤修复和体表肿瘤为主攻方向。临床致力于技术创新，多次研制出国际上原创性新方法新技术。

学术成就：在整形美容外科方面，开展去下睑袋并面中部悬吊去皱纹术、黏膜瓣重建鼻前庭改良唇裂修复术、超声引导下铜针血管瘤治疗术、针刺增生性瘢痕治疗术、横“T”切口巨乳缩小术、超长筋膜蒂岛状乳房皮瓣胸前缺损修复术以及β射线综合无瘢痕术等新术式和新方法。在烧伤外科，先后开展和协助开展大面积切削痂自体表皮干细胞移植术、原位皮肤干细胞再生术、中医药免疫调理等新术式和方法。主持科技部基础资源项目1项、国家自然基金项目4项、部省级重点项目4项，主持湘雅大数据库项目1项。先后获教育部科技进步奖二等奖1项，湖南省自然科学奖一等奖1项、技术发明奖二等奖1项、科技进步奖三等奖1项、医学科技奖二等奖1项。发表论文140余篇，SCI收录论文60余篇，获授权专利27项，发明专利2项。成果转化产品2项，制定医疗器械标准2项。主持教育部精品视频公开课1项。

个人荣誉：享受国务院政府特殊津贴，教育部新世纪人才。

创面治疗新技术的研发与转化应用系列丛书

编委会名单

阮瑞霞　副主任护师、国际造口治疗师
　　　　西安交通大学第一附属医院
李学拥　教授、主任医师
　　　　中国人民解放军空军军医大学第二附属医院
李宗瑜　教授、主任医师　哈尔滨市第五医院
李炳辉　主任医师　华中科技大学同济医学院附属梨园医院
杨彩哲　主任医师　中国人民解放军空军特色医学中心
肖丽玲　主任医师　暨南大学附属第一医院
吴　军　教授　深圳大学第一附属医院
沈余明　教授、主任医师　北京积水潭医院
陆树良　教授、主任医师　上海交通大学医学院、上海市烧伤研究所
周建大　教授、主任医师　中南大学湘雅三医院
郇京宁　教授、主任医师　上海交通大学医学院附属瑞金医院
官　浩　副教授、副主任医师
　　　　中国人民解放军空军军医大学第一附属医院
赵　珺　主任医师　上海交通大学附属第六人民医院
荣新洲　教授、主任医师　华南理工大学附属第二医院
胡大海　教授、主任医师
　　　　中国人民解放军空军军医大学第一附属医院
胡宏鸯　副主任护师　浙江大学医学院附属邵逸夫医院
姜玉峰　副主任医师
　　　　中国人民解放军战略支援部队特色医学中心
姜笃银　教授、主任医师　山东大学第二医院
贾赤宇　教授、主任医师　厦门大学附属翔安医院
徐　欣　教授、主任医师　复旦大学附属中山医院
郭光华　教授、主任医师
　　　　江西省烧伤研究所、南昌大学第一附属医院
黄晓元　教授、主任医师　中南大学湘雅医院
黄跃生　教授、主任医师
　　　　南方科技大学第一附属医院(深圳市人民医院)
曹烨民　教授、主任医师
　　　　上海中医药大学附属上海市中西医结合医院

章一新　教授、主任医师　上海交通大学附属第九人民医院
韩春茂　教授、主任医师　浙江大学医学院附属第二医院
程　飚　教授、主任医师　中国人民解放军南部战区总医院
温　冰　主任医师　北京大学第一医院
谭　谦　教授、主任医师　南京大学医学院附属鼓楼医院
魏在荣　教授、主任医师　遵义医科大学附属医院

附:分册主编名单

第 1 册　创面治疗新技术总论
付小兵　陆树良　吴　军

第 2 册　酶与生物清创技术在创面治疗中的应用
王爱萍

第 3 册　超声与水刀清创技术在创面治疗中的应用
李宗瑜　刘　锐

第 4 册　光、电及磁在创面治疗中的应用
程　飚　黄跃生　付小兵

第 5 册　生长因子/细胞因子在创面治疗中的应用
程　飚　付小兵　韩春茂

第 6 册　细胞治疗在创面修复中的应用
史春梦　王达利　周建大

第 7 册　组织工程在创面治疗中的应用
韩春茂　姜笃银　付小兵

第 8 册　氧疗在创面修复中的应用
刘宏伟　付小兵　肖丽玲

第 9 册　负压封闭引流技术在创面治疗中的应用
胡大海　郇京宁　官　浩

第 10 册　生物敷料在创面治疗中的应用
吕国忠

第 11 册　先进敷料在创面治疗中的应用
李学拥

第 12 册　传统医药在创面治疗中的应用
姜玉峰　曹烨民　付小兵

第 13 册　创面的外科治疗
刘　毅　黄晓元　沈余明

第 14 册　穿支皮瓣移植技术在创面修复中的应用(上、下)
魏在荣　章一新

第 15 册　创面的内科治疗
杨彩哲

第 16 册　糖尿病创面的内科诊治
许樟荣　冉兴无

第 17 册　血管疾病所致创面的诊治
徐　欣　刘　暴　赵　珺

第 18 册　静脉性溃疡的诊治
王深明　胡宏鸯　祁少海

第 19 册　糖尿病足相关特殊诊疗技术
温　冰　荣新洲　李炳辉

第 20 册　压力性损伤创面管理与治疗
谭　谦

第 21 册　特殊原因创面管理与新技术应用
郭光华　史春梦

第 22 册　特殊人群创面管理与新技术应用
姜笃银　胡大海

第 23 册　创面的康复
吴　军　朱家源

第 24 册　创面愈合的管理
贾赤宇

第 25 册　创面的护理
阮瑞霞

第 26 册　医源性创面管理与新技术应用
程　飚　付小兵

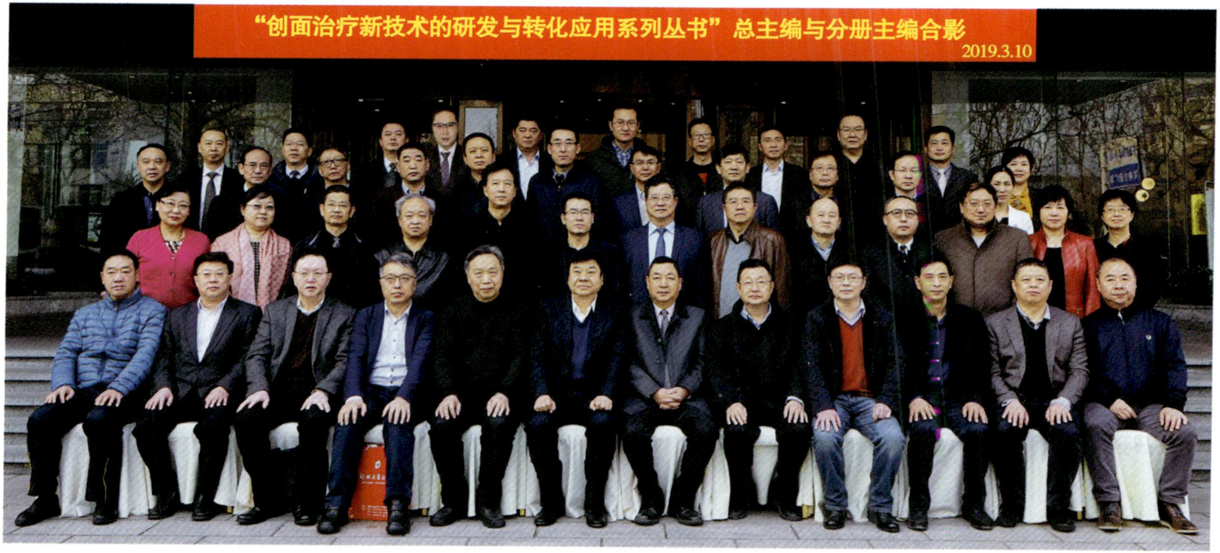

“创面治疗新技术的研发与转化应用系列丛书”总主编付小兵院士与各分册主编合影

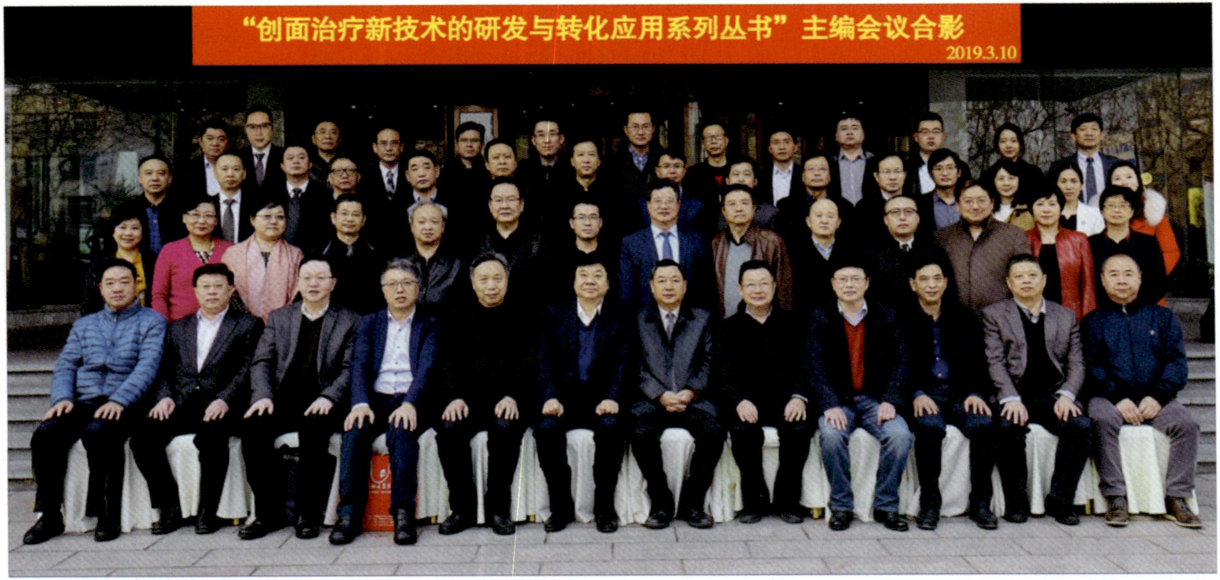

“创面治疗新技术的研发与转化应用系列丛书”主编会议全体与会者合影

第 6 册　细胞治疗在创面修复中的应用

作者名单

主　编

史春梦　教授　中国人民解放军陆军军医大学火箭军医学教研室

王达利　教授、主任医师　遵义医科大学附属医院

周建大　教授、主任医师　中南大学湘雅三医院整形美容烧伤外科

副主编

郝好杰　副研究员　中国人民解放军总医院

王　钰　副教授　中国人民解放军陆军军医大学

编　委(以姓氏笔画为序)

王　钰　王少华　王达利　田　举

史春梦　刘宏伟　孙晓艳　陈泽林

陈惠华　周建大　郝好杰　章　涛

程　飚　谢江帆　熊　武　薛亚楠

魏在荣

内容提要

“创面治疗新技术的研发与转化应用系列丛书”第 6 册是一部介绍细胞治疗在创面修复中应用的医学专著。分 7 个部分，分别较系统地介绍了细胞治疗的概念、历史、意义和生物学基础；皮肤干细胞、间充质干细胞和脂肪干细胞的来源与分类、生物学特性、在创伤愈合中的作用，促进创面修复的临床研究；浓缩血小板技术在创面愈合中的应用；细胞治疗中需要注意的伦理学问题、影响细胞治疗转化应用的主要因素、细胞治疗未来的研究方向。本书内容丰富，实用性强，便于阅读，可作为创伤基础研究人员和创伤外科及创面修复科等相关专业各级临床医师与初学者的参考书。

总序

创面治疗是古老的医学问题之一，同时在现代社会又有重大的治疗需求，由于社会进步、工农业生产的高速发展以及人们生活方式的改变，现在的创伤和创面治疗与以往相比都发生了很大的改变。一是种类明显增多。除传统的由交通事故、工矿事故、火灾事故以及战争与局部冲突等导致的组织损伤外，由疾病导致的组织损伤与创面也明显增多，如糖尿病与动静脉疾病导致的糖尿病足和下肢动静脉性溃疡创面等。二是发生机制更加复杂。除了创伤和创面本身，其病理生理过程还涉及原始疾病治疗以及老龄化等许多方面，受许多因素的影响，远远超过创伤和创面治疗本身。三是治疗难度加大。由于创伤和创面的发生与发展涉及许多方面，除治疗损伤组织本身外，还需要治疗原发疾病等，如糖尿病足的治疗就涉及创面本身和内分泌代谢、感染控制以及功能重建等。四是占用大量的社会资源与医疗资源。根据我们的初步研究，体表慢性难愈合创面的治疗费用、住院时间与占用的护理成本等均是普通疾病的3倍。五是人们对创伤和创面治疗结果的要求越来越高。希望修复和愈合的创面既没有溃疡发生和瘢痕形成，又达到和损伤以前一样的解剖结构与功能状态，即完美的修复和再生。因此，解决创伤，特别是体表慢性难愈合创面治疗的难题成为医学领域一个值得关注的重要问题，必须加以高度重视。

创伤，特别是创面治疗除了外科处理以外，各种治疗技术、方法、药物和材料的应用对缩短创面愈合时间、提高愈合质量和减轻医疗负担起到了重要的作用。特别是近年来，各种新的技术、方法和材料在临床上的广泛应用，对加快创面愈合速度和提高愈合质量起到了非常重要的作用。与此同时，也应当看到，在一些地方由于医护人员对这些新的治疗技术和方法的基本原理缺乏了解，加之临床使用不规范等，这些新的治疗技术和方法没有取得应有的治疗效果，部分地方对新治疗技术和方法的滥用也给创面治疗带来一些不良后果。为此，部分专家强烈建议对这些新技术和方法在临床上的应用进行规范和指导。经过与本领域著名专家较长时间的酝酿和准备，本着以科学性为基础、以实用性为手段、以提高治疗效果为目标的原则，编著出版一套"创面治疗新技术的研发与转化应用系列丛书"，供广大临床医护人员在工作中参考，并由此达到规范临床治疗行为、提高治疗技术和方法或产品的使用效率的目的。为此，本丛书的编写思路归纳起来有以下几方面。

1. 写作目的　进一步推广经过临床验证，在创面治疗中具有实际临床治疗效果的新技术、新方法和新产品；进一步规范这些新技术、新方法和新产品在临床的应用，以提高治疗效果，减少并发症，降低医疗费用等；丛书定位是一套实用性、教材性和普及性的著作，丛书中介绍的治疗技术和方法主要基于专家共识和临床经验，而并非强制性的治疗标准，故仅供临床使用时参考。

2. 编著方式　采用总主编负责下的各分册主编负责制。总主编负责丛书的总体规划、内容选择、分册主编遴选、出版，以及申请国家出版基金和重点图书出版规划项目等事项。分册主编负责该分册参编作者遴选、总体规划、写作、组稿和出版事宜。各分册本身是一部独立的专著，所有分册汇总是一套系列丛书。

3. 写作方法　本丛书基本上采用统一的写作范式（部分分册也可以根据实际情况进行调整），即包括四大部分：第一部分介绍该技术、方法或产品（不涉及具体公司、不涉及具体公司产品，仅仅是对技术、方法或产品发展的介绍）发展的历史；第二部分介绍该技术、方法或产品治疗创面的基本原理；第三部分重点介绍该技术、方法或产品治疗各种创面的实际病例，包括使用方法、典型病例治疗前后照片对比、部分文字介绍，让读者通过这些典型病例，基本了解该技术方法或产品的临床应用等；第四部分介绍该技术、方法或产品临床应用的注意事项（适应证、禁忌证及并发症防治或注意点等）。

此外，丛书还充分利用互联网和信息技术，在正文中印制了二维码，通过扫描二维码可以看到关联的幻灯片、视频、图片等原创数字资源。这些数字资源拓展了文字不易描述的内容，增加了图书的附加价值，使微观事物描述更加形象化，图书内容更加丰富，有利于读者获取更多的知识信息。

科技发展日新月异，各种新的治疗技术、方法与产品不断出现，本丛书选定的治疗技术、方法或产品不一定全面，可能存在局限性与遗漏之处。由于丛书分册比较多，主编处于不同的单位，在写作形式、内容等方面可能存在一些不一致的地方，还望读者提出批评与建议，以利于我们在今后的修订中加以改进，不断完善。

感谢各位分册主编和为本系列丛书做出贡献的各位专家；感谢郑州大学出版社社长张功员和策划编辑李振川以及出版社工作人员为此付出的辛勤劳动；感谢国家出版基金的大力支持。

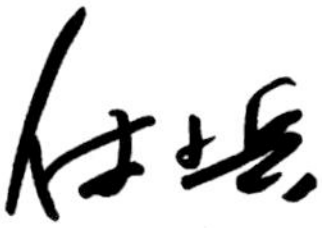

中国工程院院士

中国人民解放军总医院生命科学院院长

“创面治疗新技术的研发与转化应用系列丛书”总主编

2018 年 6 月 21 日

前言

创伤后的创面组织修复治疗是现代创伤救治的重要内容，是创伤救治链中的重要环节，历来受到各国的高度重视。细胞治疗作为国际医学前沿重点发展领域，为严重创伤后组织器官的再生性修复带来了新的希望，具有广阔的应用前景和巨大的市场价值。有学者指出："20 世纪是药物治疗的年代，21 世纪将是细胞治疗的年代。"目前，细胞治疗已经进入多元化发展阶段，从临床研究和品种布局来看，全球细胞治疗领域都处于相当活跃的状态。目前，采用干细胞组织工程技术构建皮肤替代物并应用于大面积深度烧伤、创伤、糖尿病皮肤溃疡等原因所致的皮肤缺损创面的修复治疗，是现代外科创面处理的发展趋势和适宜选择。作为最先上市的组织工程化产品，Integra、AlloDerm、Apligraf 等在治疗慢性皮肤溃疡、烧伤和瘢痕方面取得了一定的疗效，展示了巨大的社会和商业价值及广阔的临床应用前景。越来越多的实验证据表明：细胞治疗，特别是干细胞的应用可以作为一个潜在的治疗伤口愈合的方法，已经获得了广泛的认可。既往研究使人们初步了解皮肤发育过程中各种结构发生规律及修复、再生的机制，以及受到各种因素影响下创面愈合的过程和效果，提出了相应的调控理论和生物学模式，以及干预治疗策略等，为促进皮肤组织的创面修复、提高愈合的质量、丰富创伤修复的理论具有重要的意义。

本册是"创面治疗新技术的研发与转化应用系列丛书"之一，重点介绍了皮肤干细胞、间充质干细胞、脂肪干细胞以及浓缩血小板技术在创面愈合中的应用，目的在于系统地介绍细胞治疗在创面修复中的发展历史、作用机制、临床研究与转化，以及未来的应用与展望。希望通过本书让广大相关专业工作者能够切实全面系统掌握细胞治疗的基础理论和创面治疗新技术、新进展，促进细胞治疗在创面修复中的科学研究和临床转化。参加编写的人员均是长期从事细胞治疗与创面修复相关研究的一线专家学者，具有丰富的理论知识和临床经验。在编写过程中参考了国内外有关本领域的最新研究成果，较为全面地反映了本领域的最新进展，经检索，本书也是国内外第一本专门围绕细胞治疗在创面修复中应用的专著，可望为从事创面治疗的基础与临床人员提供有益参考。

细胞治疗作为国内外高度重视的前沿技术领域，对其研究和应用必须严格遵守各项规范和法规，有关细胞治疗的有效性和安全性，特别是伦理学问题都尚需深入开展研究。由于这一领域涵盖的内容广，且发展非常迅速，新的治疗理论和技术方法不断出现，本书仅选定当前细胞治疗与创面修复相关的内容，存在局限性与遗漏之处，还望读者提出批评与建议，以利于我们在今后的工作中加以改进，不断提高。

衷心感谢郑州大学出版社工作人员对本书出版付出的辛勤劳动；非常感谢国家出版基金的大力支持。

史春梦　王达利　周建大

2018 年 6 月

目录

1 细胞治疗概述

1.1 细胞治疗的概念

细胞是生命的基础,世界卫生组织对疾病康复的新定义是:“治愈疾病最根本的途径是修复细胞、改善细胞代谢、激活细胞功能。”由此可见,疾病康复的标准已经要求达到细胞康复的水平。有学者指出:“20 世纪是药物治疗的年代,21 世纪将是细胞治疗的年代”。细胞治疗(cellular therapy;cell-based therapy)通常指利用某些具有特定功能的细胞及产物(如外泌体、生长因子等),采用生物工程方法获取或(并)进行体外培养、扩增等处理后,使其具有调节免疫、杀灭病原体和肿瘤细胞、促进组织器官修复再生和机体康复等治疗功效,从而达到治疗疾病的目的。目前细胞治疗涉及的细胞类型主要包括免疫细胞和干细胞(stem cell),利用这些特殊的免疫细胞和干细胞可以为多种疾病的治疗提供有效的手段。特别是干细胞在组织修复与再生的治疗中具有十分重要的应用前景,已经成为国际上竞争激烈的高技术领域。干细胞是成体组织中存在的具有自我更新、高度增殖与多向分化潜能的细胞,能产生表现型与基因型完全相同的子代细胞,是尚未发育成熟的细胞,具有再生为各种组织、器官的潜能,因其在生命科学、新药试验和疾病研究这三大生物医药领域的重要作用受到医学界的广泛关注。目前研究较多的几种干细胞包括造血干细胞(hematopoietic stem cells,HSC)、间充质干细胞(mesenchymal stem/stromal cells, MSC)、皮肤干细胞[skin stem cells,包括表皮干细胞(epidermal stem cells,ESC)、真皮干细胞(dermal stem cells, DSC)和毛囊干细胞(hair follicle stem cells, HFSC)]、脂肪干细胞(adipose derived stem cells,ASC/ADSC;也称脂肪来源干细胞)。干细胞的研究已经从基础开始进入临床转化阶段,初步结果令人鼓舞。实际上,输血作为一种治疗手段已经在临床得到了广泛的应用,其本身就是一种广义的细胞治疗,特别是成分输血的推广和应用,使人们认识到针对性输注某一特定血液细胞或成分能够更好地达到治疗的目的。近年来,细胞治疗得到了广大临床和输血医学工作者的高度重视和深入研究,尤其是浓缩血小板技术在创面愈合中的应用取得了重要进展。

皮肤是人体面积最大的器官,其重要的生理功能是阻挡异物和病原体侵入,防止体液流失。皮肤还具有感觉、保护、调节温度等重要的生理功能,以维持机体和外界环境的对立和统一,同时皮肤又是机体免疫系统的重要组成部分。严重烧(创)伤、肿瘤切除术后、溃疡、炎症以及先天性畸形等原因均可造成皮肤的广泛缺损。一旦皮肤损伤,轻则形成瘢痕性增生,影响皮肤汗腺与毛囊等皮肤附件的再生,严重影响患者的生活质量;重则体液丧失、细菌感染,继而威胁生命安全。尽管由于技术的进步、防范意识的增强,严重烧(创)伤救治成功率上升,但已瘢痕愈合的创面,缺乏汗腺、毛囊、神经等给患者带来很大痛苦。近年来,随着健康方式的改变以及人口老龄化的进程,慢性皮肤损伤的发生率也逐渐上升。我国最近的一项调查数据显示,慢性皮肤损伤已经占到住院患者的0.17%,其中大部分由糖尿病与创伤引起,经过治疗大约有一半患者的创面仍然未能愈合。

创面的修复是皮肤在损伤发生后多种修复细胞、生长因子和细胞外基质之间相互作用而进行自我修复的复杂动态过程,可以概括为3个阶段:①止血和炎症反应阶段;②细胞增殖分化阶段;③组织重建或瘢痕形成阶段。皮肤遭受创伤后,立即发生血管收缩、血小板聚集及纤维蛋白凝块形成等反应,参与创口止血。炎症反应由纤维蛋白凝块的形成及聚集的血小板脱颗粒引起。血小板脱颗粒释放趋化因子,这些趋化因子可以募集白细胞、骨髓源性的干细胞或者纤维细胞从血液进入创口。创伤后几天内炎症反应开始减退,伴随炎症细胞的凋亡。在细胞增殖分化阶段,炎症阶段剩余的炎症细胞及迁移的上皮细胞、真皮细胞以自分泌、旁分泌等方式分泌的生长因子诱导并维持细胞增生,同时启动细胞迁移。此阶段血管开始形成。此阶段的特点是动态进行,且细胞及细胞外基质通过生长因子和细胞因子介导进行交互反馈。在组织重建或瘢痕形成阶段,新形成的肉芽组织随后被重建为瘢痕组织。细胞增殖分化阶段暂时形成的基质主要含有胶原蛋白Ⅲ、纤维蛋白、纤连蛋白(fibronectin)、透明质酸,在组织重建阶段渐渐被主要含胶原蛋白Ⅰ的细胞外基质取代。随着成纤维细胞凋亡,形成相对无细胞的瘢痕组织,其抗张强度与正常皮肤组织相仿。

对于皮肤创面的治疗,传统方法仍然是治疗的首选,如自体游离皮片移植、皮瓣移植、异体皮或异种皮移植等。这些方法虽有其成功之处,但也有其固有的局限性。有的给患者造成二次伤害,有的受限于患者自身条件或异体皮肤来源,有的则由于材料本身原因带来排斥反应而长期不愈合,或形成瘢痕,甚至演变为慢性创伤等。这显然不能满足患者日益提高的健康要求和对美观非常重视的外科治疗的要求。因此,最大限度地恢复其功能和外观成为临床治疗的首要目标,而其核心问题就是实现创面快速、正常的愈合。

基于创面的愈合需要细胞、细胞外基质、活性因子 3 个方面的协同作用,而细胞是中心环节,所以使用具有良好的促创面愈合能力的自体或异体细胞直接或借助其他材料种植到创面内,可以明显加快创面的愈合。在急性创面的治疗过程中,细胞治疗可以加速创面愈合速度,减少瘢痕结构,缩小供皮区域的损伤。细胞治疗的方法提供了类似皮肤的组织,增强上皮细胞的迁移和增殖,包括黑素细胞的密度和活性,从而恢复表皮部分的结构与功能,可以改善创面瘢痕和皮肤颜色的不匹配。此外,这项技术简单,治疗时间缩短,减少了患者的手术负担。而慢性创面之所以难愈合,主要是长期的致病因素所致创面的修复乏力,移植的细胞为难愈合创面提供了能促进愈合的细胞、细胞外基质、细胞因子等,明显逆转了创面的微环境,加速了创面的愈合速度。细胞治疗所涉及的成纤维细胞、角质形成细胞、脂肪来源的血管基质成分(stromal vascular fraction,SVF)

细胞、骨髓间充质干细胞和血小板等已被用于临床实践，但越来越多的数据证实干细胞中的成体干细胞，包括表皮干细胞、间充质干细胞等，可以促进创伤愈合而被更广泛地关注。干细胞是具有自我更新、高度增殖和多向分化潜能的细胞群体，这些细胞可通过分裂维持自身细胞的特性和大小，又可进一步分化为各种组织细胞，从而在组织修复等方面发挥积极作用。干细胞独特的多向分化潜能、自我更新能力和增殖分化能力强的重要特性，正好满足皮肤修复的需要。近年来，利用干细胞来促进创伤愈合逐渐成为人们的共识。多种组织来源的干细胞都被加以研究，其中以骨髓间充质干细胞（bone marrow mesenchymal stem cells，BMMSC）、脐带间充质干细胞（umbilical cord mesenchymal stem cells，UCMSC）、脂肪间充质干细胞（adipose mesenchymal stem cells，ADMSC）的研究最为深入和广泛，也是目前开展临床试验研究最常用的成体干细胞来源。间充质干细胞由于其免疫调节功能备受关注，可以感知微环境中的炎症水平，并通过实时的生化信号释放细胞因子和生长因子来下调炎症反应，从而促进创面愈合并减少瘢痕形成。

1.2 细胞治疗的历史

细胞治疗的发展历史可追溯到 19 世纪 30 年代由德国科学家施莱登、施旺和魏尔肖等创立的细胞学说。此后，基于细胞及其产物的研究极大地推动了现代生物学的发展，也为疾病治疗提供了重要基础。19 世纪末至 20 世纪中叶即有科学家开始应用骨髓治疗疾病，但未引起足够重视。20 世纪 50 年代，为研究核辐射防护与治疗，开始了早期动物骨髓移植研究。1950 年，科学家发现将骨髓细胞移植到遭受致死剂量辐射的动物，能够挽救生命，重建骨髓造血免疫系统。20 世纪 60 年代，人类开始真正认识和了解人与哺乳动物干细胞，Till 和 Mc Culloch 提出多能干细胞（pleuripotent stem cells，PSC）概念，1967 年，多纳尔・托马斯完成第一例骨髓移植，后于 1990 年获得诺贝尔医学或生理学奖。20 世纪 80 年代，造血干细胞移植成为治疗多种疾病的重要手段。随着免疫学研究的快速进展，特别是多种功能免疫细胞亚群及其治疗活性的发现，细胞免疫治疗也被正式列入肿瘤综合治疗的第四大模式。同一时期，胚胎干细胞的研究也取得重要进展。Evans 等首次成功建立小鼠胚胎干细胞系（1981 年），James Thomson 分离出人类胚胎干细胞（embryonic stem cells，ESC/ES cell；1988 年），随后分别报道从胚胎和生殖脊成功建立人类胚胎干细胞系。胚胎干细胞是从着床前的早期胚胎（囊胚）内细胞团中分离得到的一种二倍体细胞，理论上具有发育和分化成为机体内几乎所有组织细胞类型的潜能。2006 年日本学者 Shinya Yamanaka 在世界上率先报道了诱导多能干细胞（induced pluripotent stem cells，iPSC）的研究，为细胞治疗开辟了一条崭新的途径。在此基础上，相继发展出利用小分子化合物直接诱导体细胞重编程获取诱导多能干细胞，以及利用细胞谱系限制性转录因子直接诱导体细胞转分化为特定功能细胞的技术，为获得理想的再生种子细胞提供新策略。20 世纪 90 年代末国际上多个课题组相继报道和证实包括人类的成体干细胞具有可塑性，甚至可以跨胚层分化，从而掀起了全球成体干细胞研究高潮。特别是近年来，间充质干细胞的研究受到国内外的广泛关注。1968 年，Friedenstein 教授最早证实了间充质干细胞在骨髓中的存在，同时创建了体外分离培养间充质干细胞的贴壁法。1995 年，Caplan 教授从恶性血液病患者骨髓抽取并分离培养间充质干细胞，然后回输到患者体内，观察临床效果并证明这些基质的安全性，使得间充质干细胞的研究从实验室跨入实际的临床应用。尽管对于间充质干细胞的命名、来源、特性及其治疗机制尚未完全阐明，甚至存在争议，但针对间充质干细胞已经开展了大量的基础和临床研究，并已被多个国家批准为干细胞药物。

皮肤作为人体面积最大的器官，被覆于身体表面，由表皮、真皮、皮下组织及附属器组成。皮肤有极强的修复和再生能力，这与皮肤干细胞的存在具有直接的关系，也一直都是细胞治疗研究的热点领域。虽然目前对皮肤干细胞的位置、种类和数量报道不一，但研究较多的主要有表皮干细胞（ESC）和毛囊干细胞（HFSC）。1975年Rheinwald和Green创建的“气-液界面培养”法，从患者体表取小块皮肤，体外培养上皮细胞，经体外2~3周培养，即形成复层上皮，再植回患者，解决了皮肤缺损的修复。在此基础上，1988年，美国Genzyme组织修复公司开发了源于患者皮肤活检的自体角质形成细胞膜片出售，名为Epicel。以后发展成Epicel产品，从20世纪80年代末起，就已经开始临床应用了。从培养的表皮片移植治疗皮肤各种创面开始，以后为了多种治疗目的，包括细胞喷雾配方（通过胰蛋白酶消化小块皮肤后），可以包含角质细胞、黑素细胞、朗格汉斯细胞（Langerhans cells）和成纤维细胞，被用于临床试验以促进创面愈合。2001年我国学者在国际上率先报道了一个重要生物学现象，即已经分化的表皮细胞在生长因子作用下可发生去分化转变为表皮干细胞。在临床转化应用方面，我国学者在国际上首先实现将自体干细胞诱导分化为汗腺样细胞，进而在人体再生汗腺的实践。同在2001年，我国学者还和国外课题组同时报道了成年哺乳动物真皮干细胞的分离培养，随后真皮干细胞的研究开始受到重视。目前已经从皮肤真皮组织中鉴定出多种不同功能特性的干细胞亚群，并已开展临床试验。特别是有关皮肤表皮细胞和真皮成纤维细胞培养获得成功后，细胞治疗也较早应用于临床。目前，采用干细胞组织工程技术构建皮肤替代物并应用于大面积深度烧伤、创伤、糖尿病皮肤溃疡等原因所致的皮肤缺损创面的修复治疗，是现代外科创面处理的发展趋势和适宜选择。作为最先上市的组织工程化产品，Integra、AlloDerm、Apligraf等在治疗慢性皮肤溃疡、烧伤和瘢痕方面取得了一定的疗效，展示了巨大的社会和商业价值及广阔的临床应用前景。具有全分化潜能的胚胎干细胞作为创面修复种子细胞新来源已日益受到重视，但与实际应用仍有一定距离，且其应用还受到社会伦理学的制约。表皮干细胞是皮肤及其附属器发生、修复、重建的关键性源泉，具有强大增殖和分化潜能，目前在表皮干细胞的分离纯化、分子标志及分化调控方面取得了阶段性进展。随着对干细胞研究的深入，干细胞所发挥的免疫调节以及减缓炎症的机制,使得越来越多的研究者把方向调整到干细胞修复创面的研究与临床转化中。

1.3 细胞治疗在创面修复中的意义

生理状态下,皮肤创面愈合是一系列组织高度协调的过程,导致组织完整性和功能的恢复。正常情况下,皮肤受伤后,创面愈合过程启动,经过 3 个愈合阶段达到愈合的过程。创伤严重、创面过大、合并其他感染、免疫力低下等因素可以导致创面出现增生瘢痕、瘢痕疙瘩等异常愈合;更多的因素可以导致创面愈合延迟,形成难愈合创面,包括静脉或动脉闭塞、糖尿病、肾脏疾病、创伤、老龄和经济压力的影响。局部因素,如组织缺氧、缺血、异物、坏死组织、渗出液、感染和炎症,系统性因素,包括营养或免疫受损状态都可以影响疗效。特别是近年来,糖尿病、静脉及动脉性溃疡带来的难愈合创面越来越多地给社会带来重大的负担。如何才能够完整地修复创面,恢复皮肤功能,尤其是缺失毛囊、皮脂腺和汗腺等,以达到完全意义上的"皮肤功能愈合"? 越来越多的实验证据表明,细胞治疗,特别是干细胞的应用可以作为一个潜在的治疗创面的方法,已经获得了广泛的认可。既往的研究使人们初步了解皮肤发育过程中各种结构发生的规律及再生、修复的机制,以及在各种因素影响下创面愈合的过程和效果,提出相应的调控理论和生物学模式,以及干预治疗策略等,对促进皮肤组织的创面修复、提高愈合的质量、丰富创伤修复的理论具有重要的意义。

(郝好杰　史春梦)

参考文献

[1] JIANG Y, HUANG S, FU X, et al. Epidemiology of chronic cutaneous wounds in China[J]. Wound Repair and Regeneration, 2011,

19(2):181-188.

[2] GURTNER G C, WERNER S, BARRANDON Y, et al. Wound repair and regeneration[J]. Nature, 2008, 453(7193):314-321.

[3] MARTIN P. Wound healing-aiming for perfect skin regeneration[J]. Science, 1997, 276(5309):75-81.

[4] YOU H J, HAN S K. Cell therapy for wound healing[J]. J Korean Med Sci, 2014, 29(3):311-319.

[5] PETROF G, ABDUL-WAHAB A, MCGRATH J A. Cell therapy in dermatology[J]. Cold Spring Harb Perspect Med, 2014, 4(6):1-29.

[6] HU M S, LEAVITT T, MALHOTRA S, et al. Stem cell-based therapeutics to improve wound healing[J]. Plastic Surgery Internationa, 2015, 2015 (1):1-7.

[7] LAU K, PAUS R, TIEDE S, et al. Exploring the role of stem cells in cutaneous wound healing[J]. Exp Dermatol, 2009, 18(11):921-933.

[8] KIRSNER R S, MARSTON W A, SNYDER R J, et al. Spray-applied cell therapy with human allogeneic broblasts and keratinocytes for the treatment of chronicvenousleg ulcers: Aphase2, multicentre, double-blind, randomised, placebo-controlled trial[J]. Lancet, 2012, 56(6):977-985.

2 细胞治疗的生物学基础

干细胞是一类具有自我复制能力(self-renewing)的多潜能细胞。在一定条件下,它可以分化成多种功能细胞。根据干细胞所处的发育阶段将其分为胚胎干细胞(ESC/ES cell)和成体干细胞(somatic stem cell)。根据干细胞的发育潜能将其分为3类:全能干细胞(totipotent stem cell,TSC)、多能干细胞(PSC)和单能干细胞(unipotent stem cell,USC;也称专能干细胞)。干细胞是一种未充分分化、尚不成熟的细胞,具有再生各种组织器官和人体的潜在功能,医学界称为"万用细胞"。基于干细胞的种种特性,目前以干细胞为"种子细胞"对一些相关疾病进行治疗即细胞治疗已成为当今医学界治疗一些疾病的新型方式。下面以间充质干细胞为例介绍细胞治疗相关的基本生物学机制。

间充质干细胞(MSC)也被称为间充质基质细胞,是一类存在于大多数成体器官中成熟的、可自我再生的、纤维-囊胚状多能细胞,并能够在特定条件下向不同的谱系细胞分化。MSC与造血细胞共同培养时发现MSC可促进造血干细胞的增殖,提示MSC具有分泌生物活性因子并调节其他细胞功能的能力。MSC在进入创面或其他损伤组织时会被激活,起到促进创伤愈合和改善局部缺血的作用。MSC在调节免疫应答和免疫排斥反应方面的功能,以及在促进创面愈合等方面的重要作用均已得到证实。最近的数据表明,可塑性是MSC的主要特征之一,应该延伸到神经外胚层(神经元、星形胶质细胞、少突胶质细胞)或内胚层(肝细胞)的非间充质谱。MSC主要来源于骨髓、脂肪组织及脐带组织,但在成熟机体中均存在。MSC的起源和它们的发育及分化具体机制并未完全阐明。有学者发现胚胎中的第1个MSC祖细胞来自于Sox1(SRY-related HMGbox)神经上皮细胞,但他们证明,在胚胎发生过程中,Sox1+神经上皮细胞只提供了最早的MSC分化的通道,并在后期发育成熟过程中被其他相关来源取代。这一观察并不排除在其他适当条件下,旁轴中胚层有产生MSC的可能性。大多数发现支持了MSC起源于血管周围细胞的假说。许多器官的血管壁是一种原始细胞的储备,它可能是难以捉摸的MSC起源的一部分。长期培养的血管周围细胞,主要是周细胞,与多种人类或器官组织分离,表达了MSC标志物,表现出成骨、软骨和脂肪的潜能。为了根据MSC的基本生物特性建立一个统一的鉴定标准,国际细胞治疗协会制定了一个简易的识别标准来鉴定MSC。这些标准包括可塑性、依从性及在体外分化成骨细胞和脂肪细胞的能力,细胞表面表达分化簇(cluster of differentiation,CD;或称簇分化抗原)105及CD73、CD90、CD45,不表达CD34、CD14、CD11b、CD79α、CD19和人类白细胞抗原-DR(human leukocyte antigen-DR,HLA-DR)。

2.1 MSC治疗创面的方法及作用

目前利用MSC治疗创伤和局部缺血性损伤的方法有两种:一种是通过全身循环系统将内源性MSC输送到目标部位;另一种是直接涂布或局部注射。细胞通过静脉循环系统直接到达器官,比如利用脐带间充质干细胞对创伤后急性肺损伤和肾损伤的治疗等可以消除MSC的其他影响,但可能会使其到达目标部位的时间延长并减少到达靶部位的细胞数量。直接涂布或局部注射的方法可使MSC直接作用于创面,但这种方式需要创面暴露才能完成。皮肤创面正符合这一要求,因此MSC用于慢性难愈性创面的治疗往往采用直接涂布或局部注射的方法,采取的方式主要有以下3种。

(1)MSC直接注射于创面周围　Stoff等提取人类MSC并将其立即注入家兔皮肤的创面切口附近。14 d后发现这些细胞融入注射部位并与创伤表皮边缘的细胞相互作用,21 d后到达创面和筋膜之间的边缘,表明MSC具有通过结缔组织并迁移的能力。经过

MSC 治疗的创面皮肤张力可恢复到 52%，未经 MSC 治疗的只能达到正常皮肤张力的 31%，这与 MSC 可使胶原纤维沉积物有序排列的功能相吻合。该实验中的家兔均未给予免疫活性抑制药物，都具有免疫活性，未发生排斥反应。

(2) MSC 加入纤维蛋白喷雾剂的方式　Falanga 等将自体 MSC 加入纤维蛋白喷雾剂中直接喷涂于创面，以提高作用于创面的细胞浓度。在实验小鼠模型中，将患有遗传性糖尿病小鼠尾部皮肤的创面切除，并检测用自体 MSC 治疗和未经其治疗两种情况下的成纤维蛋白的表达。大部分 MSC 进入创面后 21 d 脱离创面，少数孤立的细胞依然存在于创面并与周围血管相互作用。用 MSC 治疗过的创面比未用这些细胞治疗的创面在愈合和发展成成熟组织的速度及能力方面均有所提高。

(3) MSC 与皮肤替代物相结合作用于创面　Nambu 等用胶原蛋白基质与自体脂肪间充质干细胞（AMSC）混合后作用于糖尿病小鼠的创面，发现其可以促进早期肉芽组织的形成和表皮的再生。MSC 是类成纤维细胞，它们能够独自或结合表皮细胞来构建人工皮肤。利用 MSC 构建的皮肤模型移植到创面后被证明有促进血管生成的功能。

Hanson 等总结了用于小规模临床研究中的一些作用方式，包括直接注入创面、用局部的纤维蛋白喷雾包裹或渗入胶原海绵等。这些研究均表明 MSC 可以改善创面的愈合。然而，由于作用方式的不同，很难精确评估 MSC 作用于创伤部位时在细胞及分子水平的作用机制。

2.2　MSC 的作用机制及生物学基础

目前发现，MSC 促进创面愈合的基本机制主要有 3 种：一是通过旁分泌途径与创面细胞相互作用；二是与循环系统的相互作用；三则是通过调节免疫排斥反应来发挥其效能。其中 MSC 通过旁分泌途径与创面细胞相互作用，主要通过浸润组织以发挥其重要作用;而通过调节免疫排斥反应则是通过抑制或促进炎症反应相关细胞来发挥其效能。当前研究显示 MSC 在创面愈合过程中存在的时间长短不一。如 Falanga 等发现他们局部运用的大多数 MSC 在 25 d 后便脱离了创伤组织;相反,将 MSC 注入心包部位存在时间则可长至 1 年。这种存在时间的多变性主要由组织类型、创面类型、细胞标记方法和 MSC 异质性的水平共同决定。

(1)MSC 的旁分泌作用　MSC 修复复合性损伤可以通过旁分泌作用分泌多种生物活性因子来完成。但旁分泌作用需要细胞与细胞直接接触,因此需要将 MSC 直接植入创伤部位。Smith 等发现,人的 MSC 与成纤维细胞共培养时会影响其增殖效率、移行速度及基因表达序列,表明 MSC 可以通过旁分泌作用影响成纤维细胞,从而改善创伤部位结构性胶原蛋白的生成、累积和组建,以促进创面的愈合并减少瘢痕的形成。所以,更好地了解如何调节 MSC 与成纤维细胞共培养时胶原的形成和它们之间的新陈代谢是非常重要的。

(2)MSC 与循环系统的相互作用　在创伤修复中,另一个重要的作用机制就是 MSC 与循环系统的相互作用关系。肉芽组织的形成在早期愈合过程中非常重要,MSC 的一个作用就是能在创面早期愈合过程中诱导肉芽组织的形成,并促进新生血管网的稳定。骨髓间充质干细胞(BMMSC)和 AMSC 均起源于各自器官的血管周围,新分离出来的 BMMSC 和 AMSC 均显示出外周细胞的特征和功能。外膜细胞的养分供给来自于微循环系统,它们局部围绕着微血管网建立起 N-钙粘连蛋白(N-cadherin)黏附点并结合于微血管内皮细胞血管,表现出介于成纤维细胞与表皮细胞之间的表型特性。新生血管系统通过释放炎症趋化因子、血小板衍生生长因子-BB(platelet-derived growth factor-BB,PDGF-BB)来吸引外周细胞,这种相互作用可能为 MSC 在创伤组织中的迁移提供了动力,同时,外周细胞可以释放血管生成素-1(angiopoietin-1,Aag-1)与内皮细胞上的血管生成素受体-2(Tie-2)结合从而稳定新生的管状结构。因此,MSC 在创面愈合的早期主要起到诱导肉芽组织生成和促进新生血管网稳定的作用。将人脐带血内皮细胞和 MSC 混合注入无胸腺小鼠皮下组织或颅内,发现可以形成血管结构,并表达外周细胞特异性蛋白,说明 MSC 具有促血管生成及稳定血管网的作用。体内研究显示 MSC 在 PDGF-BB 的趋化作用下促血管生成及稳定的作用更强。体外共培养实验研究也发现 MSC 可以通过与人脐带血内皮细胞的相互作用来促进血管的形成,并在内皮细胞血管上起到与外周细胞相同的作用。以上研究均表明 MSC 主要通过在创伤部位诱导早期肉芽组织的形成和稳定新生血管系统来发挥其治疗功能。

(3)MSC 调节免疫排斥反应　MSC 之间的相互作用比与血管内皮细胞之间的相互作用更重要,通过免疫调节等多方面复杂的步骤促进创面修复。除了其先祖属性,MSC 可以改变通过细胞间接触或产生可溶性因子来免疫应答。由于 MSC 具有免疫功能,具有自我更新和分化成中胚层组织的能力,因此在许多临床研究中都使用 MSC 作为治疗自身免疫性或退行性疾病的新药物。然而,最近发表的几篇论文表明,MSC 并没有构成免疫抑制性,只有当暴露于足够高的促炎症细胞因子时,它们才会采用免疫抑制表型。

MSC 的免疫调控作用需要由其他因子如肿瘤坏死因子-α(tumor necrosis factor-α,TNF-α)、白细胞介素-1(interleukin-1,IL-1)和 γ 干扰素(interferon-γ,IFN-γ)共同作用使其活化,活化后促进其释放可溶性正调节因子比如吲哚胺 2,3-双加氧酶(indoleamine 2,3-dioxygenase,IDO)、IL-10 和前列腺素 E_2(prostaglandin E_2,PGE_2)通过一定的相互作用刺激 MSC 释放生物活性因子来抑制 $CD4^+$ 和 $CD8^+$T 细胞的分裂增殖,从而降低免疫排斥反应的发生。上述作用使 MSC 具有一定的治疗潜能,并已经用于相关研究。

MSC 依赖炎症环境,采用免疫抑制或促炎性表型。在高水平的促炎症细胞因子或通过激活 Toll 样受体(Toll-like receptor,TLR)-3 的情况下,MSC 采用一种免疫抑制表型,抑制了专业抗原呈递细胞(树突细胞、巨噬细胞、B 淋巴细胞)、T 淋巴细胞、自然杀伤细胞(natural killer cells,NK 细胞)、自然杀伤性 T 细胞(natural killer T cells,NKT 细胞)和中性粒细胞的增殖、激活和效应者的功能。在炎症早期，通过 TLR-4 激活和低水平的炎症细胞因子，MSC 采用亲炎性表型，促进中性粒细胞和 T 细胞的生长，并增强免疫反应。

诱导的 MSC 通过细胞介导的细胞间相互作用和旁分泌机制来抑制 $CD4^+$辅助性 T 细胞（helper T cell，Th 细胞）和 $CD8^+$细胞毒性 T 淋巴细胞。结果表明，抑制分子程序性死亡-1（programmed death-1，PD-1）与配体 PD-L1 和 PD-L2 的参与抑制 T 细胞的增殖。MSC 缺乏表面协调刺激分子如 CD80（B7-1）和 CD86（B7-2）能导致 T 细胞丧失活性。值得注意的是，MSC 介导的免疫抑制机制在不同物种间存在一定的差异。用吲哚胺 2,3-双加氧酶对 T 细胞进行抑制，在相同的培养条件下，小鼠 MSC 利用一氧化氮（NO）抑制 T 细胞的增殖和活化。IDO 将色氨酸降解为犬尿素和有毒代谢物（喹啉酸和 3-羟基蒽酸），抑制细胞增殖或诱导 T 细胞凋亡。没有抑制磷酸化信号传感器和催化剂的（Stat5）T 细胞将抑制细胞循环。Glennie 和他的同事发现 MSC 有诱导激活 T 细胞的能力。与 MSC 共同培养的 T 细胞对细胞周期蛋白 2 有广泛的抑制作用，并能上调细胞周期蛋白依赖性激酶抑制剂 p27kip1。几个研究小组强调对 $CD4^+$和 $CD8^+$ T 细胞增殖抑制起重要作用的相关因子为转化生长因子-β（transforming growth factor-β，TGF-β）、肝细胞生长因子（hepatocyte growth factor，HGF），前列腺素 E_2（PGE_2）和血红素氧合酶-1（heme oxygenase-1，HO-1）。TGF-β 抑制 T 细胞的扩张并在 G1 细胞周期发生阻滞，它作为一种强有力的抑制剂在 T 细胞中的 Jak-Stat 通路抑制白细胞介素-2（IL-2）的激活。通过 PGE_2 的分泌，MSC 促进 IL-2 的生成从而抑制 T 细胞的增殖。PGE_2 对 T 细胞活性和扩张的抑制作用包括对 IL-2 产生的直接抑制作用和 IL-2 受体及 JAK3 的表达，介导 T 细胞对 IL-2 的反应。有趣的是，在通过被 TNF-α 或 IFN-γ 刺激后的 MSC 和抑制 T 细胞增殖而共同产生的 PGE_2 将明显增加，虽然抑制这些介质导致恢复 T 细胞增殖。血红素-氧合酶-1 的上调也对 MSC 诱导的 T 细胞具有一定的抑制作用。HO-1/CO 通过抑制细胞外调节蛋白激酶（extracellular regulated protein kinases，ERK）/丝裂原活化蛋白（mitogen-activated protein，MAP）通路来抑制

T 细胞增殖和 IL-2 分泌。MSC 可产生或表达抑制 T 淋巴细胞的重要免疫抑制分子：IL-10、白血病抑制因子（leukemia inhibitory factor，LIF）、半乳凝素-1、脑信号蛋白-3A 和半乳凝素-3。单独培养 MSC 时并不分泌 IL-10，然而，与 T 细胞共同培养后，MSC 可产生 IL-10，同时在 T 细胞与 MSC 共培养时 IL-10 的分泌也明显增加。同时也证实，在 T 细胞的共培养过程中，MSC 分泌 LIF 和这些蛋白抗体的阻断剂将导致 T 细胞增殖的恢复。半乳凝素-1 和脑信号蛋白-3A 这两个可溶性因子通过绑定神经纤毛蛋白-1 来抑制 T 细胞增殖能力，可能是已知的抑制激活 MSC 的高表达。当 MSC 被 TLR-2 配体刺激时，半乳凝素-3 信号的分泌将显著增加。利用小干扰核糖核酸（small interfering ribonucleic acid，siRNA）抑制 MSC 中半乳凝素-3 降低了 MSC 对 T 细胞增殖的抑制作用。重要的是，在被高水平的促炎症细胞因子 TNF-α、IFN-γ 刺激后的 MSC 将会分泌更多的可溶性抑制因子，这些表明炎症介质的浓度和水平对于诱发 MSC 的免疫抑制功能至关重要。

研究 MSC 的免疫调控功能对临床应用 MSC 治疗慢性难愈性创面十分重要。它们既可以增强同种异体细胞应用于创面组织修复时的免疫耐受，又可以通过调节免疫排斥反应减缓或抑制创伤修复时的多种炎症反应。

细胞治疗的生物学基础

2.3 MSC注入创伤部位后的转归

目前,用于创伤修复的MSC的最后转归并没有一个确切的说法。Falanga等发现几乎所有局部作用于小鼠皮肤创面的MSC在创伤完全愈合之前或更早就已经脱离创伤部位。然而,Yamaguichi等发现局部作用于兔子创面皮肤或筋膜上的MSC最后将分化为成纤维细胞。MSC最后分化为成纤维细胞很难得到验证,因为这两种形态的细胞具有同一种细胞表面标志物。但是,Mao等的近期研究显示当运用结缔组织生长因子处理MSC时,克隆MSC的亚型虽然具有成纤维细胞的特性,但只有被TNF-β_1处理后才能表达α-平滑肌肌动蛋白(α-smooth muscle actin,α-SMA)。大部分研究中,对MSC的长远命运评估如果不依赖非侵袭性细胞技术是很困难的。有学者指出,将人类MSC注入小鼠心肌梗死模型后可滞留于创伤部位至52周,注射的细胞用荧光免疫标记并结合生物发光素,可以用正电子发射断层显像和磁共振成像来追踪细胞的位置,但这些细胞最终并不能分化成心肌细胞。评估MSC作为治疗细胞的转归和效能在未来的研究中非常重要,可使我们更好地了解这些细胞在创伤修复过程中的功能,掌握其发挥效能的最佳方式。

细胞治疗是指利用某些具有特定功能的细胞特性,采用生物工程方法获取和(或)通过体外扩增、特殊培养等处理后,使这些细胞具有增强免疫、杀死病原体和肿瘤细胞、促进组织器官再生和机体康复等治疗功效,从而达到治疗疾病的目的。干细胞因为其多能、可塑、再生及来源广泛而被作为"种子细胞"应用于细胞治疗。细胞治疗的主要生物学基础包括细胞的分化替代作用、细胞的旁分泌作用、细胞的免疫炎症调节作用以及细胞与微环境的对话。本章主要通过以上几个方面以间充质干细胞为例阐述其在创面修复中的主要生物学基础。

(谢江帆)

参考文献

[1]雷永红,付小兵,袁方,等.骨髓间充质干细胞促进“创面”愈合的实验研究[J].感染、炎症、修复,2008,9(2):72-76.

[2]谢江帆,杨思明,尚涛,等.间充质干细胞用于慢性创面治疗的作用途径及其相关机制[J].感染、炎症、修复,2014,15(4):248-250.

[3]MARINA G,VLADISLAV V,NEBOJSA A,et al. Mesenchymal Stem Cells:A Friend or Foe in Immune-Mediated Diseases[J]. Stem Cell Rev and Rep,2015,11(2):280-287.

[4]GHANNAM S, BOUFFI C, DJOUAD F, et al. Immunosuppression by mesenchymal stem cells:mecha-nisms and clinical applications[J]. Stem Cell Research & Therapy,2010,1(1):2.

[5]BASSI Ê J,DE ALMEIDA D C,MORAES-VIEIRA P M,et al. Exploring the role of soluble factors associated with im-mune regulatory properties of mesenchymal stem cells[J]. Stem Cell Reviews and Reports,2012,8(2):329-342.

[6]VOLAREVIC V, AL-QAHTANI A, ARSENIJEVIC N, et al. Interleukin-1 receptor antagonist (IL-1Ra) and IL-1Ra producing mesenchymal stem cells as modulators of diabetogenesis[J]. Autoimmunity,2010,43(4):255-263.

[7]KARP J M,TEO G S L. Mesenchymal stem cell homing:the devil is in the details[J]. Cell Stem Cell,2009,4(3):206-216.

[8]HANSON S E,BENTZ M L,HEMATTI P. Mesenchymal stem cell therapy for nonhealing cutaneous wounds[J]. Plast Reconstr Surg,2010,125(2):510-516.

[9]SMITH A N,WILLIS E,CHAN V T,et al. Mesenchymal stem cells induce dermal fibroblast responses to injury[J]. Exp Cell Res,2010,316(1):48-54.

3 皮肤干细胞与创面修复

皮肤是人体面积最大的器官，总重量约占个体体重的16%，同时也是机体维持内环境稳定并对抗外界环境伤害的第一道防线，具有维持自身结构和功能完整性的能力，并始终处于更新之中。研究表明，皮肤组织的更新是通过表层终末分化细胞的死亡脱落和基底层干细胞的分裂来维持动态平衡的。随着对成体干细胞的深入研究，人们发现在皮肤中含有多种成体干细胞性质的细胞，这对研究皮肤的生理功能、创伤修复、遗传性疾病和基因改变等都有重大意义，并为皮肤组织工程学中种子细胞的选择奠定了良好的基础。

3.1 皮肤干细胞的分类与来源

近年来，随着对成体干细胞研究的不断深入，在体外分离纯化、鉴别、扩增和培养多种组织干细胞的技术日渐成熟。皮肤干细胞具有慢周期、聚集性的特点，以及维持和修复皮肤组织损伤的功能。皮肤干细胞的研究对皮肤损伤修复和皮肤疾病的治疗等有重要意义。目前对皮肤干细胞的研究主要集中在表皮干细胞、毛囊干细胞、真皮多能干细胞、黑素干细胞等。

3.1.1 表皮干细胞

表皮基底部具有不断增殖和分化能力的干细胞称为表皮干细胞(ESC)。其来源于外胚层，在体外培养时呈克隆状生长。从形态学来看，ESC 具有未分化细胞的特征，外观呈一致密球形，体积较小，细胞内细胞器较少且不成熟，核质比较大，其特点是折光性强，细胞胞体透亮。ESC 在胎儿时期主要集中在初级表皮嵴，成人 ESC

则主要分布在毛囊隆突区、表皮干细胞龛以及皮脂腺，其中毛囊隆突部是表皮干细胞含量最高的区域，既能形成毛囊，也能形成表皮。而在无毛皮肤区域，ESC 位于与真皮乳头顶部相连的基底层，呈片状分布。ESC 属于皮肤组织中的专能干细胞，是一种成年组织干细胞，可增殖分化为表皮中各种细胞成分，不断更新皮肤正常的表皮结构，并且在一定诱导条件下可以表现出胚胎干细胞性能的双向分化能力，是一种潜在的多能干细胞。ESC 有两种分裂方式：对称分裂和不对称分裂。前者产生两个与母细胞相同的子代表皮干细胞，后者产生一个子代表皮干细胞和一个短暂扩增细胞（transit amplifying cells，TAC）。并且有研究表明，这两种分裂方式是会相互转换的：在正常生理状态下处于不对称分裂，以维持皮肤正常功能；但当皮肤受损时，会转换为对称分裂，以储备更多干细胞。因此，单一表皮干细胞重建上皮组织的能力是基于这两种分裂方式的相互转换。TAC 再经过几次到几十次不等的分裂，产生了终末分化细胞。

对于表皮干细胞的来源和定位，科学家们提出了各自的观点：Potten 等提出了“表皮增殖单位”（epidermal proliferation unit，EPU）学说。该学说认为表皮细胞呈相互独立的垂直六角形微细组织单位，即垂直表皮柱。每个细胞柱的底部位于基板上，其顶部到达表皮。构成细胞柱的基底层有 8~10 个 TAC，其中央有一个 ESC，该细胞柱的全部细胞由此 ESC 产生。ESC 附近有一个朗格汉斯细胞，其作用可能是调节细胞分裂。后来，动力学研究的细胞形态学资料为 EPU 学说提供了证据。Lavker 等则在研究了猴子掌部皮肤后提出了网状嵴分布模式。他们发现掌表皮与真皮乳头交界处是由有规则的深浅交替的网状嵴构成的。分布于深部网状嵴基底层的无锯齿状细胞是一类形态学更为原始，具有慢周期性的细胞，位于基底层上部的快速分裂细胞就由该类细胞产生。他们认为，分布于基底层深层网状嵴的细胞很可能就是表皮干细胞，同时该部位的细胞能表达表皮生长因子受体（epidermal growth factor receptors，EGFR）。锯齿形细胞位于浅网状嵴基底层中，含有丰富的角蛋白丝，而黑色素颗粒较少，其主要功能是加强表皮与真皮之间的连接，这类细胞被认为是由深层网状嵴干细胞分化产生的TAC。这种分布模式，在人类手臂、腿、背、腹部和面部皮肤也存在。

3.1.2 毛囊干细胞

毛囊可分为上下两部分：①毛囊上段为恒定区，可再分为漏斗部和峡部，在峡部末端外毛根鞘细胞增殖，并形成隆突区。在毛囊的周期性生长过程中，这部分保持稳定，不发生凋亡和再生。②毛囊下段为非恒定区，可再分为球部和茎部，包括隆突部以下的毛囊和毛球。在毛囊的周期性生长过程中，这部分呈现出生长、衰退、静息和脱落的形态变化。根据循环部的变化，毛发再生过程中，毛囊依次经历生长期、退行期和休止期。

毛囊干细胞（HFSC）存在于毛囊外根鞘隆突部，是一种具有未分化性、自我更新和体外增殖能力强等特点的干细胞。从形态学来看，HFSC体积较小，呈短棒样或多角形，细胞表面有微绒毛，核质比大，细胞核较大且呈卷曲状，核仁明显，细胞折光性强、立体感好。与其他成体干细胞一样，HFSC具有多向分化的潜能，不仅能分化成毛囊组织、神经细胞、黑素细胞和表皮层细胞，还可以被诱导分化成具有一定生理功能的血管平滑肌细胞及结缔组织。HFSC来源于皮肤、毛发，数量极其可观，取材后无严重的并发症和免疫原性，可供自体移植，是容易获取的干细胞来源之一。

HFSC的定位及其与ESC之间的关系一直是皮肤生物学研究的热点。关于HFSC的定位，之前人们普遍认为HFSC存在于毛球部位的毛母质中。但1981年Bickenbach首次利用^{3}H-TdR标记了小鼠皮肤基底层干细胞，发现有一类细胞具有慢周期性，很少分裂，需要较长时间才能被标记，并且能长期保留标记物，称为标记滞留细胞（label retaining cells，LRC）。后来许多科学家用这一方法来对皮肤干细胞来源进行深入研究。Cotsarelis等于1990年对小鼠皮肤进行^{3}H-TdR掺入试验研究，发现LRC仅存在于毛囊隆突部，遂提出隆突激活假说（bulge-activation hypothesis）。该假说主要阐明了4个方面的内容:①在休止后期毛乳头细胞(dermal papilla cells,DPC;也称真皮乳头细胞)激活隆突部的干细胞;②在生长中期毛母质细胞激活毛乳头;③毛母质细胞是TAC;④毛乳头上移是HFSC激活的关键原因。最近研究表明,鼠皮毛毛囊中的LRC不仅参与毛发生长,同时能参与表皮创伤的修复。因此,该假说已得到普遍认同。此外,隆突部位于毛囊恒定区的下端,供血丰富,保护较好。因而隆突激活假说能较好地解释毛囊的周期性循环。

那么HFSC和ESC的关系又如何呢?表皮、毛囊和皮脂腺是否拥有同一个共同的干细胞来源呢?有学者认为,这三者很可能有一个共同的干细胞来源,并提出表皮-毛囊-皮脂腺单位(epidermo-pilosebaceous unit)。早期研究表明在人和鼠的皮肤中,绝大部分LRC存在于毛囊,而在表皮基底层中LRC很少。2000年,Taylor等研究发现HFSC向上迁移参与表皮的维持,向下迁移能参与毛囊的更新。2001年,Oshima等研究发现,大鼠和小鼠的HFSC具有形成毛囊、皮脂腺、表皮等有毛皮肤所有细胞的能力。该结果也支持了Taylor等的观点。

3.1.3 真皮多能干细胞

在胚胎发育过程中,真皮由3种来源的间质衍生而来:①侧板中胚层,为腹部的真皮细胞来源;②半轴外胚层,它为背部的真皮细胞的来源;③神经嵴细胞,形成了面部和颈部的真皮细胞。

真皮细胞有:①成纤维细胞。成纤维细胞能产生胶原纤维、弹力纤维和基质,是真皮的主要细胞。②组织细胞。组织细胞是网状内皮系统的一个组成部分,具有吞噬微生物、代谢产物、色素颗粒和异物的能力,起着有效的清除作用。③肥大细胞。肥大细胞存在于真皮和皮下组织中,以真皮乳头层为最多。其胞质内的颗粒,能储存和释放组胺及肝素等。

2001年,我国史春梦课题组、加拿大Toma和美国Young等同期从哺乳动物皮肤真皮组织分离出不同类型的干细胞。史春梦课题组还首次通过5-溴-2′-脱氧尿苷(5-bromo-2′-deoxyuridine,BrdU)

检测长时标记细胞(long-retaining cells,LRC)技术在体证明真皮干细胞(DSC)的存在,发现在成年人正常未损伤的真皮组织中干细胞较少,且多处于静息状态,但在创伤后则被激活发生大量增殖,并参与组织修复过程,通过分化为成纤维细胞等修复细胞和分泌干细胞生长因子(HGF)等多种生长因子与细胞外基质促进修复过程。目前依据其分离方法和生物学特性,可将真皮干细胞分为三大类,分别为:神经嵴来源的真皮干细胞,以皮肤源性前体细胞(skin-derived precursor cells,SKP)为代表;间充质干细胞样真皮干细胞(dermal MSC-like stem cells,DMSC),以真皮多能干细胞(dermis-derived multipotent stem cells,DMC)为代表;真皮造血干细胞(dermal hematopoietic stem cells)。但近年来的研究也表明真皮细胞是一个异质性的细胞群体,对于真皮干细胞亚型的研究尚需深入。

3.1.3.1 皮肤源性前体细胞

在脊椎动物的胚胎发育过程中,神经嵴在脊柱前神经原体中短暂地形成,它含有丰富的干细胞,后续会形成神经元、神经胶质细胞、皮肤色素细胞以及大部分的面部骨骼。应用细胞追踪实验证实,皮肤含有多种不同类型的神经嵴来源的干细胞。2001 年,Toma 等首次运用类似中枢神经系统分离神经干细胞的方法,在小鼠皮肤中分离出一种悬浮的球状细胞。这类细胞同时表达巢蛋白(神经干细胞标志物)和纤维连接蛋白(间充质干细胞标志物),在体外可诱导分化为神经细胞、角质细胞、平滑肌细胞和脂肪细胞等不同胚层的细胞。皮肤源性前体细胞(SKP)还具有很强的增殖和自我更新能力,研究表明 SKP 传代 1 年后仍具有较强的多向分化能力。但随着年龄的增加,皮肤中 SKP 的含量则逐渐减少。虽然 SKP 和 DMSC 均表达纤维连接蛋白,且均能在一定条件下分化为脂肪细胞、肌肉细胞等中胚层细胞,但两者仍存在很大差异。首先是培养条件上,SKP 主要应用神经干细胞培养体系,培养时细胞呈悬浮生长,而 DMSC 为 MSC 培养体系,细胞呈贴壁生长;其次在表达的分子标志物上,DMSC 主要表达大量波形蛋白、纤维连接蛋白和少量角蛋白

(keratin),而 SKP 则表达巢蛋白、纤维连接蛋白,但不表达波形蛋白及角蛋白。为了明确 SKP 的来源,2004 年,Fernandes 等利用遗传图谱、显微解剖等技术,首次提出了 SKP 为神经嵴来源干细胞。他们利用含有报告基因的 Wnt1-Cre/R26R 转基因小鼠证明了存在于小鼠颜面部皮肤的 SKP 表达胚胎神经嵴干细胞的相关基因。qRT-PCR 检测显示 SKP 表达与神经嵴干细胞相同的转录因子如 Slug、Snail、Twist、Pax3 和 Sox9。2006 年,Wong 等利用细胞命运追踪技术得到了与 Fernandes 等类似的实验结果,也表明 SKP 是一种神经嵴源性的干细胞。虽然 SKP 不能如神经嵴细胞一样在神经生长因子的作用下大规模生成神经细胞,但其向神经诱导分化的能力明显高于其他类型的真皮干细胞,这也进一步支持了 SKP 是神经嵴来源的干细胞。然而除神经嵴外,SKP 还被证明来源于其他部位。2010 年,Jinno 等利用 Wnt1-cre、Z/EG 和 Myf5-cre、Rosa 26YFP 种系追踪小鼠进行研究,发现小鼠面部皮肤 SKP 来自神经嵴,躯干背部皮肤的 SKP 来自体节,腹部皮肤 SKP 来自侧板。

综上所述,SKP 被认为是一种来源于神经嵴的干细胞,是神经嵴细胞向外迁移过程中的遗留产物,但不同部位的 SKP 来源也不尽相同。在过去的 10 年里,应用 SKP 分离方法,越来越多的真皮神经嵴干细胞亚群被成功分离。

3.1.3.2 MSC 样真皮干细胞

在 130 多年前,德国的外科医生 Cohnheim 首次在骨髓中分离出非造血干细胞。自 1968 年起,这类细胞再次引起人们的关注。它们呈纺锤状,贴壁生长,且能诱导分化为脂肪细胞、肌肉细胞和软骨细胞,人们将这类细胞命名为间充质干细胞。此后越来越多的组织被证明存在 MSC,但作为全身最大器官的皮肤,却一直被人们忽视。直到 2001 年以来,国内史春梦课题组和国外 Young 课题组几乎同期均从真皮组织中鉴定获得了具有间充质干细胞特性的干细胞亚群。体外培养的 DMSC 含有两种体积大小不同的细胞成分,绝大部分为大体积梭形或多角形细胞,其中散在分布有少量小体积的圆形细胞,多成对出现。电镜下,小细胞的直径约为 7 μm,细胞核质比较大，细胞核疏松，细胞器不发达，含有大量功能未知的空泡结构。大细胞直径约 40 μm，细胞器明显，可见线粒体和粗面内质网等结构，细胞核不规则，位于一侧，核仁明显，核质比较小。

经观察发现，小体积细胞增殖明显快于大体积细胞，且随数量形态发生改变，演变为大体积梭形和多角形细胞。而大体积细胞随体外培养时间的延长，体积可进一步变大，增殖活性明显降低，走向衰老和凋亡，不能演变为小体积细胞。既往的研究表明毛囊真皮鞘细胞不仅能参与毛囊的重建，还可参与创面修复，说明毛囊部位的真皮组织可能是真皮干细胞的潜在来源。进一步研究，分离出毛乳头和毛囊鞘细胞，发现其不仅具有很强的传代能力，且传代细胞和原代细胞均具有多向分化潜能，也证明毛囊部位的真皮组织是真皮干细胞的来源之一。后来的研究在进一步分离出毛囊鞘细胞后发现，其具有贴壁生长能力且表达 MSC 特征性标志物 CD44、CD73、CD90 等，也进一步证明毛囊部位是 DMSC 的优势分布位置。自 2001 年后，越来越多的 DMSC 亚群被成功分离。近来的研究表明，除了正常的真皮组织外，在病理条件下的真皮组织（比如瘢痕疙瘩、肉芽组织和烧伤创面痂皮）中也存在大量的真皮干细胞。DMSC 的来源也充分预示其可作为干细胞治疗和用于再生医学研究的重要细胞来源之一。

3.1.3.3 真皮造血干细胞

在哺乳动物中，皮肤和骨髓具有很多相似性，两者都含有多种干细胞类型，在骨髓中 MSC 是造血干细胞微环境中最重要的元素。在真皮中亦存在多种类型的 DMSC，皮肤可能是另一个重要的造血干细胞来源。既往的研究报道，异位造血可发生在多种组织器官比如肝、脾等，皮肤也是重要的异位造血器官之一，这也进一步提示在皮肤组织中可能存在造血干细胞。多项临床病例报道中均发现皮肤组织中存在异位造血的现象，在患者的真皮组织中发现了所有 3 种造血系的细胞，包括髓系、粒系和红系。Gurevich 等的实验研究中，将自身的牙基质和骨形态发生蛋白质（bone morphogenetic protein，BMP，也称骨形成蛋白）-2 共同移植到皮下，1 个月后发现造血三系的细胞均在这种微环境中被检测到，这也进一步证实了皮肤组织中可能存在造血干细胞。Lako 等的实验研究报道，将分离的毛囊鞘细胞可以诱导分化为红系和髓系细胞，在致死剂量照射的小鼠中移植分离的毛囊鞘细胞后可以重建小鼠的造血系统，1 年后分离受体小鼠的骨髓发现 70% 的骨髓造血干细胞来源于受体小鼠的毛囊鞘细胞。另外的研究也发现毛囊真皮鞘中存在 CD45 阳性的细胞，这类细胞能诱导分化为造血干细胞，移植这类细胞到致死剂量照射小鼠后可重建造血。这些研究都表明在真皮组织中存在造血干细胞，但对其具体的来源和特性尚需深入研究。

3.1.4 黑素干细胞

黑素干细胞（melanocyte stem cells）是一种存在于毛囊中的黑素细胞储存库，主要存在于毛囊恒定区下部的隆突区。它是一种外形呈椭圆形、无突起的无色素性细胞，细胞核质比较大，多巴反应和银染呈阴性，甲苯胺蓝和劳斯紫染色，核深染。其主要作用是向毛母质和表皮提供黑素细胞，从而向角质形成细胞传递足够的黑素颗粒，进而保护皮肤免受紫外线照射的伤害，而其生物学活性与毛囊周期密切相关。在人体中，成黑素细胞（即黑素细胞前体）来源于胚胎发育时期的神经嵴。胚胎发育早期，神经嵴细胞分化为性别决定区域 Sox10 阳性的成黑素细胞或胶质细胞前体细胞，前者进一步分化，获得了表达小眼畸形相关转录因子（microphthalmia-associated transcription factor, MITF）、多巴色素异构酶（dopachrome tautomerase, DCT）和蛋白酪氨酸激酶（protein tyrosine kinase, PTK）基因的能力。胚胎发育晚期，成黑素细胞进入毛囊，一部分迁移到毛球部位，在第一个毛囊周期中分化为成熟的黑素细胞，向形成毛发的角质形成细胞传递黑素；另一部分分化定居在毛囊的隆突区，成为黑素干细胞，并处于静息状态，直到受到刺激才会进行分化。在无毛区，成黑素细胞位于表皮的基膜上，保持未成熟状态，受到来自角质形成细胞的刺激后，分化为成熟的黑素细胞。通常情况下，黑素干细胞处于静息状态，功能基因处于低转录水平，只在毛囊生长早期出现分化和移行。研究发现，黑素干细胞的静息、分化和移行受到严格的分子机制的调控，相关的信号通路包括 Wnt、Notch、干细胞因子及其受体(SCF/c-Kit)、MITF、Sox10、配对盒基因(PAX)3、骨形态发生蛋白质-2、转化生长因子-β(TGF-β)及内皮素(endothelin,ET)-1 等，各信号通路相互作用交织成网，形成复杂的网络效应。其中任何一个因子表达异常均可能影响黑素干细胞的增殖、分化和生存，最终导致疾病的发生，特别是色素紊乱性疾病。

皮肤干细胞的概述

3.2 皮肤干细胞的基本生物学特性

皮肤是维持生命及保障各个组织器官发挥功能的重要屏障。皮肤细胞和其他组织器官细胞一样，在整个生命过程中也会经历细胞的增殖、衰老、凋亡等过程。因此皮肤细胞需要不断增殖和分化，以平衡皮肤细胞的数量和功能。在此过程中，皮肤干细胞发挥着重要的作用，且近年来，随着对成体干细胞研究的不断深入，在体外分离纯化、鉴别、扩增和培养多种组织干细胞的技术日渐纯熟，由此逐渐被人们所关注，因此皮肤干细胞的生物学特性研究成为一项皮肤干细胞研究项目的热点之一。目前对皮肤干细胞的生物学特性研究主要集中在表皮干细胞、毛囊干细胞，而真皮多能干细胞、皮肤源性前体细胞、黑素干细胞等相关研究较少。本节针对皮肤干细胞研究进展，着重叙述表皮干细胞及毛囊干细胞的生物学特性。

3.2.1 表皮干细胞

表皮干细胞位于基底膜上的基底层，占基底细胞的1%～10%，形态学上具有未分化细胞的特征，细胞体积较小，核大而胞质少，核质比较大，胞内核糖核酸（ribonucleic acid，RNA）含量低，细胞器较少且不成熟，在组织结构中位置相对固定。在生物学上其典型特征有：①慢周期性，该特性可以通过活体细胞标记滞留来加以鉴定，即在新生动物细胞分裂活跃时掺入氚标记的胸苷或尿苷，因干细胞分裂缓慢，而可长期探测到放射活性，这一重要特性维持了其高度的增殖潜能，降低了脱氧核糖核酸（deoxyribonucleic acid，DNA）复制时出错的概率。②强大的增殖潜能，表皮干细胞在体外培养时呈克隆性生长，可进行约140次分裂，产生 10^{40} 个子代细胞，这一特性对维持组织的再生和长期动态平衡具有重要意义。③黏附性，对皮肤基底膜的黏附，主要通过表达整合素（integrin）来实现其对基底膜各种成分的黏附。在表皮干细胞增殖分化的过程中，基底层细胞表面整合素的表达逐渐下调，直至最后消失，而细胞逐渐向皮肤表面迁徙，最终角质化脱落。不同的整合素作为受体分子与基底膜各种成分相应的配体结合，其中 β_1-整合素（integrin β_1）是介导表皮干细胞与细胞外基质黏附的最主要的受体，它通过与配体结合激活胞内的信号转导，影响细胞的增殖与分化。

不同发育阶段的人皮肤表皮干细胞的含量不同。胎儿期皮肤表皮基底层细胞 β_1-整合素和角蛋白 19（keratin 19，K19）染色均为强阳性，少儿期表皮基底层细胞中60%～80%的细胞表达 β_1-整合素和 K19，成年人表皮基底层中表达 β_1-整合素和 K19 的细胞较少儿组进一步减少，且染色强度较弱。提示胎儿期表皮基底层增殖细胞均为表皮干细胞和短暂扩增细胞（TAC），少儿表皮基底层中只有部分细胞为表皮干细胞和短暂扩增细胞，成年人两者所占比例则进一步降低。

表皮干细胞为组织特异性干细胞，表皮干细胞在胎儿时期主要集中于初级表皮嵴，至成人时呈片状分布在表皮基底层和毛囊隆突部,即皮脂腺开口处与立毛肌毛囊附着处之间的毛囊外根鞘,在基底层中占1%~10%。表皮干细胞在人体不同部位的皮肤分布也存在差异。在没有毛发的部位如手掌、脚掌、乳头等处,干细胞与短暂扩增细胞位于与真皮乳头顶部相连的基底层,呈片状分布。有研究人员研究表皮干细胞在人体不同部位的皮肤分布差异,从5例成年男性志愿者的头部、胸部、背部、臀部、大腿内侧、大腿外侧、上臂内侧、手掌、足底、包皮及阴囊取皮肤标本,采用免疫化学 EnVision 法检测皮肤组织表皮干细胞标志物 K19 和 β_1-整合素的表达。结果显示:皮肤基底层 K19 和 β_1-整合素阳性细胞以包皮和阴囊最多,其次是臀部、背部及四肢近端外侧,相应地多于胸部及四肢近端内侧,头皮、手掌及足底皮肤基底层阳性细胞很少。头皮的毛囊隆突部及皮下腺管可见较多 K19 和 β_1-整合素阳性细胞。

研究表明:表皮干细胞在人体不同部位皮肤的分布差异,头皮的毛囊隆突部及包皮和阴囊的皮肤基底层存在较多表皮干细胞,背部及四肢近端外侧皮肤基底层干细胞相应地多于胸部及四肢近端内侧。

3.2.2 毛囊干细胞

毛囊是皮肤重要的附属器官,具有独特的结构和周期性再生的能力。毛囊位于体表,获得容易。毛囊干细胞位于毛囊的隆突部,体积小、分化程度低、具有慢周期。体外培养的细胞标志物包括整合素家族、角蛋白家族和连环蛋白等,其中毛囊干细胞最常用的标志物是 β_1-整合素和 K19。毛囊干细胞是毛囊组织维持自我更新的基础,在一定环境因素刺激下可以分化为毛囊、皮脂腺和表皮细胞。

(1)在创面修复起主导作用 当皮肤受创时,毛囊干细胞形成了缺乏增殖能力的短暂扩增细胞(TAC1、TAC2、TAC3 等),迁移至表皮参与修复。研究人员对人胚胎在不同时期 β_1-整合素表达阳性,E-钙粘连蛋白及 α、γ 连环蛋白表达阴性的所谓干细胞进行了观察,认为随胎龄增加,这些干细胞逐渐从毛胚芽的边缘迁移至毛胚芽外层,进入分化的胎囊并集中在毛囊外根鞘的外层及隆突部。这种程序的灶性聚集,恰恰是人表皮生长因子受体与 K19 表达阳性细胞所在地,经电镜观察证实此类细胞具有不分化的形态学特征。研究人员用双标记法,标记追踪新生小鼠毛囊干细胞,发现毛囊干细胞可呈双向分化,不仅形成毛囊,而且能够形成表皮细胞,他们认为毛囊隆突处的干细胞是表皮干细胞的"仓库",具有双向分化潜能,既参与毛囊的形成,又参与表皮的生长。目前学术界基本认同,毛囊干细胞是表皮干细胞的"仓库"。

(2)具有形成皮肤附属器潜能　近年来有研究者发现毛囊干细胞具有形成皮肤附属器的能力。有研究人员采用毛囊干细胞和成纤维细胞在体外利用气-液界面培养获得全层皮肤类似物,结果发现毛囊干细胞具有高度增殖能力并向表皮细胞分化,可以利用毛囊干细胞和成纤维细胞在体外进行皮肤重建,为临床上大面积烧伤患者提供需要的皮片。

皮肤干细胞应用具有广阔的前景,在皮肤创面修复、组织工程皮肤的构建、基因治疗等方面的研究都取得了很大的进展。目前皮肤干细胞作为种子细胞构建组织工程化皮肤已应用于临床烧伤患者,但仍存在获取较难且对组织提供者的创伤大、供皮量有限的缺点,在很大程度上限制了其临床应用前景。表皮干细胞和毛囊干细胞都具有皮肤干细胞的特性,且毛囊干细胞较表皮干细胞有着更强的分裂增殖能力、更易获取、活性更高、均一性更好,在创面愈合中起主导地位;也说明了表皮干细胞和毛囊干细胞均可作为组织工程皮肤的种子细胞,但是毛囊干细胞更具有优势。利用毛囊干细胞有望重建皮肤附属器官结构,减少瘢痕形成,为皮肤损伤从结构修复到功能修复奠定了基础。但目前还存在着很多问题有待解决,例如,如何快速大量扩增干细胞、从胚胎干细胞向表皮干细胞的定向分化问题、表皮干细胞体外培养如何维持其干细胞特性、应用于临床是否会恶性变而产生医疗安全问题等。

3.2.3 真皮干细胞

真皮干细胞的研究起步较晚，对其生物学特性的认识才开始。真皮干细胞具有高增殖和自我更新能力，并具有向多胚层细胞诱导分化的潜力。例如，皮肤源性前体细胞（SKP）在经历 50 次传代后具有与初次传代相似的增殖能力。当分解成单个细胞时，它们可以在相同的培养条件下形成细胞球。调查显示，大约 40% 分离的单个 SKP 能够自我更新并形成集落。但 SKP 的数量、自我更新和增殖能力却随着年龄增加而逐渐降低。在诱导分化方面，真皮干细胞表现出强大的多向分化潜能。比如 DMSC 除了能向 MSC 特征性的成脂肪、成骨、成软骨等中胚层细胞分化外，还能向神经元、胰岛素分泌细胞、施万细胞（Schwann cells，曾称雪旺细胞）等内外胚层细胞诱导分化。有研究人员发现，DMSC 具有明显异质性，利用基因芯片方法检测到其表达多种不同细胞类型的特定转录因子，包括骨、神经、肌细胞等，这可能是其多向分化的分子基础。在表型上，真皮来源的神经嵴干细胞表达类似神经干细胞的细胞标志物。Nestin 是神经嵴干细胞标志物之一，它在大多数真皮来源的神经嵴干细胞的亚群中表达，这也提示 Nestin 可作为从真皮组织中分离神经嵴干细胞的潜在标志物。此外，神经嵴干细胞还表达多种神经干细胞相关标志物 Sox9、Slug、Twist、Snail、Pax3、GAP43、MAP2 和 Sox2。同时，真皮来源的神经嵴干细胞也表达间充质细胞标记物，如 Vimentin 和纤连蛋白，表明神经嵴干细胞在从神经嵴向基质转移时表现出基质细胞的特性。对于真皮间充质干细胞目前尚未统一定义，研究表明 DMSC 表达鉴定 MSC 的细胞标志物包括 CD73、CD90、CD105。此外，DMSC 还普遍表达间质细胞的标志物 Vimentin。CD34 被认为不表达于骨髓 MSC 中，但在某些 DMSC 中也可见表达。此外，某些 DMSC 亚群还表达胚胎干细胞的标志物如 STRO-1、SSEA-4、Sox2、OCT4 和 Nanog。真皮干细胞在病理条件下表现出更强的细胞生物学特性。肉芽组织来源的干细胞可表达 MSC 标记（CD90、CD29、CD44、CD13、CD59、纤连蛋白和波形蛋白）

甚至胚胎干细胞标记(OCT4,Nanog)。它们都能分化成脂肪细胞、成骨细胞和软骨细胞。肉芽组织衍生的 MSC 表现出更强的可塑性以产生平滑肌细胞、血管生成内皮细胞、神经元和施万细胞。通过比较成年皮肤创伤后肉芽组织来源细胞、未损伤成年皮肤真皮干细胞和新生皮肤真皮干细胞的生物学特性,发现肉芽组织来源细胞具有更强的增殖能力、集落形成能力和多向诱导分化的能力,提出肉芽组织可能是真皮干细胞来源的又一有效途径。在病理条件下,MSC 样皮肤干细胞似乎被激活并表现出胚胎表型。例如,肉芽组织来源的 MSC,表达胚胎干细胞标记(Oct4,Nanog),并产生了高水平的血管内皮生长因子(vascular endothelial growth factor,VEGF)。

皮肤干细胞的基本生物学特点

3.3 皮肤干细胞促进创面修复的临床前研究

创面愈合是人体通过自身组织细胞的再生能力,为恢复其表面的连续性和完整性、维持内环境稳定所进行的一系列修复活动。表皮干细胞是创面再上皮化过程中各层表皮细胞的源细胞,正常情况下表皮细胞的更新主要是由其基底部的干细胞向上增殖分化来完成。毛囊干细胞(FSC)不仅在毛囊的周期性生长中具有重要作用,同时也是表皮自我更新的重要细胞来源。在缺乏 FSC 早期,毛囊和皮脂腺的形态发生、皮肤创面修复过程显著延长。皮肤损伤后毛囊和基底层的表皮干细胞被动员并迁移至创面,毛囊干细胞作为主体细胞参与创面表皮重建,其子代细胞在创面愈合后继续参与表皮修复数月,以填补组织缺损并发挥屏障功能。目前对皮肤干细胞促进创面愈合的临床前研究主要是对表皮干细胞和毛囊干细胞的临床前研究。

3.3.1 表皮干细胞促进创面修复的临床前研究

表皮干细胞作为皮肤组织的特异性干细胞,不仅是维持皮肤新陈代谢的主要功能细胞,还与创面的修复紧密相关,是皮肤及其附属器发生、修复、改建的基础。研究和应用表皮干细胞的无限增殖和多分化潜能,使创面由解剖修复到功能修复成为可能,对进行皮肤重建具有十分重要的意义。目前对于表皮干细胞的临床前研究主要体现在表皮干细胞的增殖、富集和提取,表皮干细胞制剂的制备,表皮干细胞构建组织工程皮肤等方面。

3.3.1.1 表皮干细胞的增殖、富集和提取

国内外学者对表皮干细胞的增殖、富集和提取进行了一系列研究,取得了显著的成绩。刘厚齐等用链接黏附分子 *JAM*1 基因修饰和基因干扰表皮细胞,发明了一种促进表皮细胞增殖的方法。该发明还提供了一种链接黏附分子 *JAM*1 基因低表达的表皮细胞即 JAM1kd-EC,且还检测了该表皮细胞的增殖能力及表皮细胞特性、生物安全性等。该发明还进一步提供上述的促进表皮细胞增殖的方法和 JAM1kd-EC 在创面修复或制备皮肤移植物中的应用。王丹丹等发明了一种表皮干细胞的富集方法,能够在短时间内获得纯度较高的表皮干细胞。该发明的表皮干细胞的富集方法包括以下几个步骤:①利用无血清培养基对表皮干细胞进行富集;②利用Ⅳ型胶原对表皮干细胞进行二次富集。

韩春茂等发明了一种表皮细胞的富集应用,包括:①预处理、消化和喷涂表皮;②取表皮,制成若干块表皮片,将表皮片置于消化容器中,加入消化酶,进行动态消化,得细胞悬液;③将消化所得细胞悬液与蛋白凝胶混合,混合均匀后喷涂在创面上。该发明应用于创面修复,具有培养效率高、操作便捷、皮源利用率高等优点。于保峰等发明了一种皮肤干细胞活性成分的提取方法,是将人源性皮肤组

织加入添加有苯甲基磺酰氟(phenylmethanesulfonyl fluoride,PMSF)蛋白酶抑制剂的Ⅰ型胶原酶与Ⅱ型胶原酶的生理盐水混合消化液中恒温摇床培养,以含体积分数10%胎牛血清的M199培养基终止消化,离心收集沉淀,生理盐水重悬细胞得到复合皮肤干细胞,应用磁珠标记的Dlk抗体和Sca1抗体筛选出Dlk1^{+}/Sca1$^{\#}$皮肤干细胞。该发明方法提取的Dlk1^{+}/Sca1$^{\#}$皮肤干细胞纯度可以达到95.8%,皮肤干细胞数量多、细胞存活率高、活性好,应用于治疗脱发的药物中,生发效果显著。

3.3.1.2 表皮干细胞制剂的制备

要将表皮干细胞用于临床,离不开表皮干细胞制剂的制备。2002年任少强等将常规酶法改进,其大致方法步骤如下:①将手术取下的新鲜皮肤组织在无菌条件下,用含有双抗的磷酸缓冲盐溶液(phosphate buffer saline,PBS)浸泡1~2 h,分离表皮、真皮和脂肪;②再将表皮切成1.0 cm×0.5 cm的表皮片,将基底层向下贴于2~3层消毒纱布上,进行无菌培养;③再加入中性蛋白酶,4 ℃反应,过夜,再用胰蛋白酶反应,37 ℃水浴5 min,用含血清的培养基终止消化,吹打、离心、悬浮细胞,用尼龙网过滤,得到表皮干细胞。国内最先研究表皮干细胞制剂的是曾宪卓等,他们于2015年发明了一种治疗烧伤创面的干细胞制剂,通过取人的表皮组织,采用胰蛋白酶与乙二胺四乙酸(ethylenediaminetetraacetic acid,EDTA)消化混合液,消化血清终止,用吸管轻轻吹打至表皮片呈半透明,过200目网筛过滤后,再离心,弃上清液得细胞液;再将上述细胞液接种在Ⅳ型胶原蛋白表面修饰的培养瓶中,快速黏附10~20 min后,收集黏附细胞进行培养,加入无血清DMEN,置37 ℃、CO_2浓度为5%的培养箱中培养,每3 d换液1次,待细胞长成70%~80%融合状态时,加入丝素蛋白、壳聚糖和维生素C,制成表皮干细胞悬液制剂。此发明的干细胞制剂为表皮干细胞悬液制剂,经临床使用观察发现,此制剂能长时间促进表皮细胞生长,缩短创口愈合时间。同年曾宪卓等在单细胞制剂的基础上发明了一种混合干细胞制剂,该混合干细胞制剂包括表皮干细胞和毛囊间充质干细胞,其中表皮干细胞的浓度为(5~7)10^5 个/ml,毛囊间充质干细胞的浓度为(1~3)×10^5 个/ml,所述混合干细胞制剂中还添加有 15~20 ng/ml 的低分子肝素、10~20 ng/ml 的 IL-6、15~25 ng/ml 的 IL-3、45~55 ng/ml 的 SCF、45~55 ng/ml 的 Flt-3L、5~20 ng/ml 的壳聚糖和质量分数 5% 的血红白蛋白生理盐水。该发明将表皮干细胞与毛囊间充质干细胞混合,制成混合干细胞制剂,促进了表皮细胞生长,缩短了创口愈合时间;对促进经久不愈皮肤溃疡的愈合作用优于单细胞制剂。

随着研究的进展,汪铮等于 2017 年发明了一种诱导剂及采用该诱导剂制备表皮干细胞的方法,包括干细胞生长肽、抗坏血酸、维 A 酸和亚硒酸钠,可以诱导未分化的胚胎干细胞或者诱导干细胞分化成表皮干细胞,同时能促进诱导分化后的表皮干细胞再增殖。该发明的诱导剂制备方便,并且诱导方法操作简单,成功率高。此后汤苏阳等发明了一种间充质干细胞分化为表皮细胞的方法:将间充质干细胞加入诱导分化液中,于 37 ℃、5% CO_2 饱和湿度的培养箱中,进行诱导分化;诱导分化液主要由分化组合物和达尔伯克改良伊格尔培养基(Dulbecco′s modified Eagle′s medium,DMEM)水溶液配制而成。该发明采用自体来源丰富的间充质干细胞,经过诱导分化后,得到数量充足的表皮细胞。该方法采用的诱导分化液能够显著提高间充质干细胞诱导分化为表皮细胞的诱导分化能力及专一性,并且显著缩短了诱导分化的时间,提高了诱导分化后表皮细胞的存活率。张炳强等发明了一种间充质干细胞定向分化诱导剂。该发明的间充质干细胞表皮分化诱导剂,采用细胞因子联合小分子化合物,高效诱导间充质干细胞分化为表皮细胞,诱导分化效率极大提高,诱导后细胞活性强,且无须细胞转染,故无基因改变及罹患癌症风险,无伦理问题,安全性高。韦玉军等发明公开了一种高效的人皮肤组织多能干细胞的制备方法,具体步骤为:①包被瓶制备,包被瓶置 4 ℃冰箱中保存备用。②皮肤干细胞制备,取脸颊或下巴皮肤组织,去除脂肪组织;组织块置于无菌平皿中,过夜消化。③对真皮层小块消化。④将上述细胞悬液用过滤器过滤。⑤留用贴壁细胞,培养箱中培养。⑥用吸管反复吹打瓶底,使细胞脱落。⑦将上述细胞按 1∶3 的比例分瓶传代，继续培养，细胞传至 2～5 代，即可。该发明具有细胞获得率高、分化效率高等优点。张明琦等发明了一种干细胞提取物及其制备方法，并在制备皮肤创面修复制剂中应用。该发明提供的干细胞提取物中，主要包括表皮生长因子（epidermal growth factor，EGF）、成纤维细胞生长因子（fibroblast growth factor，FGF）23、血管内皮生长因子（VEGF）、血小板衍生生长因子（platelet-derived growth factor，PDGF；血小板源性生长因子）、角质细胞生长因子（keratinocyte growth factor，KGF）和纤连蛋白。提取物中的各种生长因子相互配合，产生协同增效作用，从而对创面的修复起到良好的促进作用。该发明提供的干细胞提取物为干细胞经 IL-6 刺激培养后，以聚乙二醇（polyethylene glycol，PEG）沉淀后获得，该提取方法获得的提取物中，各因子的组成合理，能够用于制备皮肤创面修复制剂。

3.3.1.3 表皮干细胞构建的组织工程皮肤

目前修复皮肤缺损的方法主要是用自体皮肤移植。但在治疗大面积深度烧伤等皮肤缺损时，由于缺乏供皮区，皮源不足，往往给创面覆盖造成困难。对于皮肤来说最突出的临床应用是将表皮干细胞体外培养形成的融合皮片应用于烧伤、创伤长期不愈合以及溃疡等患者表皮重建过程中。目前临床应用的植皮主要包括邮票状植皮、网状皮肤植皮、异体皮嵌植自体小皮片混合移植、微粒皮移植以及自体表皮细胞培养移植等方法，但均不同程度地缺乏真皮成分，因而不能满意解决愈后外观和功能问题。不同创面中残存的表皮干细胞可能是创面修复过程中再上皮化的细胞来源，这说明对残存的表皮干细胞的保护、激活、促进其增殖和分化是研究促进创面愈合的关键，而利用干细胞的增殖特性，向临床患者提供大量自体表皮或真皮细胞，构建全皮替代物，不仅可以解决皮肤移植中的免疫排斥问题，而且将开辟新的种子细胞来源途径，同时为一些皮肤遗传性疾病及皮肤癌患者的临床治疗带来希望。

人工真皮、人工表皮以及含有真皮和表皮两种组织结构的全层皮肤的构建是组织工程皮肤的研究内容。组织工程和生物材料结合构建组织工程皮肤，已成为解决临床治疗皮肤损伤或解决皮源缺乏的根本途径，目前组织工程中皮肤种子细胞的主要来源有自体细胞、异体细胞和异种细胞，但由于存在着体外培养周期较长、保存能力差、储存方法不良和延迟排斥反应等缺陷，自体皮肤干细胞有望成为更可靠的种子细胞来源。廖立新等探讨应用人表皮干细胞和猪脱细胞真皮构建组织工程皮肤修复全层皮肤缺损的可行性，取环状切除后幼儿包皮（家属知情同意）用中性蛋白酶与胰蛋白酶混合消化液消化，收集细胞，接种在已包被Ⅳ型胶原的培养皿中，培养20 d左右，用作构建表皮干细胞并进行细胞鉴定。结果显示表皮干细胞种植于无细胞真皮上1 d后，细胞便贴壁并开始生长增殖，8 d左右透过间隙见无细胞真皮上表皮干细胞渐增殖融合成片。实验组愈合创面抗人类白细胞抗原-Ⅰ型抗原直接免疫荧光染色呈阳性，证明新生表皮由移植的人表皮细胞形成。

张彦刚等应用改良的酶消化法（改良法）及传统酶消化法（传统法）分离、培养人表皮干细胞，改良传统人表皮干细胞分离、培养方法，为组织工程皮肤构建提供产率更高、活力更好的种子细胞。结果显示利用改良的酶消化法可获得数量更多、活力更好的人表皮干细胞，为以人表皮干细胞为种子细胞构建组织工程皮肤奠定基础。同时将利用改良的酶消化法分离得到的表皮干细胞与鼠尾胶原支架结合构建组织工程皮肤，经切片染色后显示构建的组织工程皮肤层数为5~6层、基底细胞排列整齐，与传统方法获得的组织工程皮肤相比更优，为种子细胞构建组织工程皮肤奠定基础。董蕊等将表皮干细胞接种于胶原凝胶表面，培养1~2周，建立体外的组织工程皮肤。通过组织学观察、免疫染色试验表明组织工程皮肤基底层的基底细胞排列规整，且细胞角蛋白19（cytokeratin-19，CK19）免疫染色有强阳性表达，为建立暂时性或永久性的皮肤替代物提供了新的途径。

3.3.2 毛囊干细胞促进创面修复的临床前研究

毛囊干细胞是表皮干细胞中的一种，毛囊周期性生长提示着毛囊干细胞是一群具有很强增殖能力的细胞,不仅参与毛囊形成,还与表皮发育有关。临床研究发现,烧伤或皮肤溃疡患者新生皮肤最先从毛囊处发生,提示在出生后特定条件下毛囊细胞可被激活,恢复增殖潜能,在皮肤损伤修复过程中担当着重要作用。近年来有研究者发现毛囊干细胞具有形成皮肤附属器的能力,耿松梅等采用毛囊干细胞和成纤维细胞在体外利用气-液界面培养获得全层皮肤类似物,结果发现毛囊干细胞具有高度增殖能力并向表皮细胞分化。近年来国内外学者掀起了对毛囊干细胞研究的一股热潮,目前对毛囊干细胞促创面修复的临床前研究主要表现在毛囊干细胞的增殖和制剂的制成。

3.3.2.1 毛囊干细胞的增殖

罗廷灿等发明涉及一种高产地增殖毛囊干细胞的方法,涉及的是一种通过使用包含特定浓度的 Rho 相关激酶(Rho-associated kinase,ROCK)抑制物的特定培养基来培养细胞且大量地增殖毛囊干细胞的方法。刘晋宇等用于体外大量扩增毛囊干细胞的培养方法属细胞培养技术领域,该发明建立一种以微球作为细胞培养的载体、旋转瓶作为细胞增殖的发酵罐,体外大量扩增毛囊干细胞的方法。该方法操作简便,经济实用,避免反复传代细胞而导致的细胞增殖能力减弱、分化潜能降低等与传统扩增细胞方法相关的不良反应,同时还节约培养液的用量;利用该方法扩增出来的毛囊干细胞增殖能力强,且仍保持原来的分化潜能,可用于:①建立毛囊干细胞银行,为成体干细胞相关研究提供优质的种子细胞;②移植修复病变的组织器官;③构建组织工程化器官,用作自体器官的替代物,用于移植修复病变或缺失的器官;④作为基因治疗的靶细胞,用于治疗相应的疾病。肖仕初等发明了一种以毛囊干细胞作为种子细胞构建的复合皮及其构建方法,该发明将毛囊干细胞分离培养后,经质粒载体转染突变型 β-连环蛋白基因,然后将该毛囊干细胞接种在真皮替代物表面,经体外培养后形成复合皮。该发明不仅能控制毛囊干细胞的分化,促进毛囊干细胞增殖,使毛囊干细胞能在较短的时间内扩增较多的数量,满足应用的需要,而且毛囊干细胞具有较强的增殖性，能提高复合皮移植后的抗感染能力。

3.3.2.2 毛囊干细胞制剂的制备

李秀兰等发明了人发来源的毛囊干细胞及其扩增制备方法，属于来源于皮肤毛囊的医用配制品，或人类细胞的培养。该发明采用改良二步蛋白酶消化方法扩增制备人发来源的毛囊干细胞，特别是在优化的毛囊干细胞制备环境、培养环境下获得具有β-整合素和角蛋白19活性表达的毛囊干细胞。这种优化的微环境赋予了毛囊干细胞快速增殖、抗衰老的特征和表皮细胞样、成纤维细胞样和毛球组织样形态结构或功能表达，为皮肤缺损的快速修复和功能重建提供充足的种子细胞来源。刘厚奇等发明人早胚来源的表皮或毛囊干细胞的制备及应用。皮肤创面的覆盖和表皮细胞的再生是治疗皮肤损伤的关键。随着干细胞研究的深入，人们尝试进行细胞移植来治疗皮肤创伤，但是成体来源的表皮干细胞增殖缓慢，培养条件苛刻。该发明的目的在于克服成体表皮干细胞增殖缓慢的问题，提供一种可以快速增殖的人胚源性表皮（毛囊）干细胞的方法及其应用。该发明将含表皮生长因子（EGF）的重组表达载体转染人胚源性间充质干细胞（human embryonic mesenchymal stem cells，hMSC），并在转染过程中用一定浓度的钙离子刺激，分化为典型的表皮细胞。在裸鼠皮下微环境诱导下，分化为皮肤相关组织的细胞，直接参与了裸鼠毛发的再生。该发明可获得增殖相对迅速的人胚源性表皮（毛囊）干细胞，在临床皮肤创伤治疗方面有巨大的应用潜能。朱宁文等的发明公开了临床治疗级毛囊干细胞的培养、筛选、扩增技术。这些瓶颈一直是生物学干细胞领域研究热点和难点，目前利用基底膜显著黏附特性进行分离纯化，采用三维培养扩增手段获得。该发明适合依赖扩增贴壁型细胞并提供三维高模拟体内细胞外基质系统进行目标细胞水平的筛选与分离。高模拟体内贴附环境，体外培养成体（胚胎皮肤）干细胞是一种新的生物细胞培养技术。高模拟底物所在环境黏附筛选培养目标组织工程皮肤种子毛囊细胞，具有高传代能力、高增殖能力，并可在体外环境下形成分化皮层结构。其筛出的免疫原性细胞安全获得免疫逃逸，可延长移植时间，增加组织工程临床应用，促进创面愈合，为皮肤疾病提供了有绝对优势的临床治疗级细胞的解决方案。齐念明等发明了一种人毛囊干细胞库的构建方法，包括供者毛发的采集、获取和分离人毛囊干细胞、人毛囊干细胞的培养、人毛囊干细胞的检测与冻存、建库等步骤。该发明的方法，可有效地分离、纯化和扩增人毛囊干细胞，解决此类资源得不到充分利用的现状，并可建立长期储存人毛囊干细胞的干细胞库以便向临床及科研应用提供大量的干细胞资源。根据获取的人毛囊干细胞构建干细胞库。该库为健康成人储存毛囊干细胞，为其本人在患病需要采用干细胞治疗时，提供临床适用型人毛囊干细胞，并且在取得许可后，可将所储存的人毛囊干细胞用于干细胞制剂生产。

3.3.3 真皮干细胞促进创面修复的临床前研究

真皮干细胞成功的分离培养为成体干细胞为临床治疗提供了新的细胞来源途径。前期动物实验研究中通过5-溴-2′-脱氧尿苷（BrdU）检测长时标记细胞（LRC）发现，在成年正常未损伤的真皮组织中干细胞较少，且多处于静息状态，但在创伤后则被激活发生大量增殖，并参与组织修复过程，通过分化为成纤维细胞等修复细胞和分泌肝细胞生长因子（HGF）等多种生长因子与细胞外基质促进修复过程。进一步通过移植真皮干细胞对合并全身和局部放射损伤的皮肤创伤均具有显著促愈作用，且可以减轻瘢痕的形成。此外，研究还发现，真皮多能干细胞除具有促进创面愈合作用外，还对毛囊形成和生长具有调控作用。通过细胞联合培养和毛囊器官体外培养技术证实，真皮干细胞和毛囊真皮细胞可发生相互作用，真皮干细胞可支持毛囊外根鞘细胞生长和促进完整毛囊的体外生长，而毛囊外根鞘细胞也可诱导真皮多能干细胞表达α-平滑肌肌动蛋白（α-SMA；毛囊真皮细胞的标志分子），进一步将真皮干细胞与毛囊外根鞘细胞联合移植于裸鼠体内，成功诱导毛囊样结构的形成。这一结果首次揭示，真皮干细胞具有调控毛囊生长和诱导毛囊形成的作用，丰富了皮肤附件修复与重建的理论认识。进一步还发现真皮干细胞具有促进造血损伤恢复和调控及全身炎症反应的新功能，表明真皮干细胞具有参与皮肤以外组织器官损伤修复的潜能。应用脓毒症和移植物抗宿主病(graft-versus-host disease,GVHD)模型，首次报道真皮干细胞对全身炎症损害具有治疗效果，可显著提高脓毒症和移植物抗宿主病小鼠的存活率，进而揭示其可通过抑制炎症介质的释放并调控调节性T细胞(regulatory T cell,Treg)的功能发挥免疫调节和减轻炎症损害作用。在此基础上，开创应用真皮干细胞全身移植治疗放创复合伤，仅此单一措施，可使复合伤动物存活率显著提高，同时促进了外周血白细胞和骨髓造血细胞包括有核细胞、粒细胞单核细胞集落生成单位(colony-forming unit-granulocyte macrophage,CFU-GM)及成纤维细胞集落生成单位(colony forming unit-fibroblast,CFU-F)集落的恢复，创面愈合加快，局部成纤维细胞和毛细血管数量显著增加，显示出多重治疗效应；进一步证实全身移植真皮干细胞具有向多种损伤组织优势分布的多靶位“归巢”特征，同时参与创面、骨髓和肝、肺等其他组织器官的损伤修复，首次提出并证实干细胞可对不同部位不同致伤因素所致的损伤同时发挥治疗作用的观点，为复合伤治疗提供了新思路。进一步证实，从放创复合伤的组织分离提取出来的肉芽组织来源干细胞较骨髓来源间充质干细胞的贴壁能力、增殖能力和集落形成能力强。说明肉芽组织来源干细胞是自体细胞治疗放创复合伤的重要途径之一。研究还表明，局部移植的肉芽组织干细胞用于全层皮肤损伤创面，发现移植组创面愈合明显加快，且移植的肉芽组织干细胞明显减轻了瘢痕形成，从而提高了创面愈合的质量。

皮肤干细胞的临床前和临床研究

3.4 皮肤干细胞在创伤愈合中的作用

皮肤是人体面积最大、最外在的器官,起着维持机体稳态的重要作用。皮肤细胞的新陈代谢和损伤修复均与表皮干细胞的增殖和分化有关。表皮干细胞在环境的刺激下,具有非常大的可塑性,是潜在的多能性干细胞,它是皮肤及其附属器发生、修复、重塑的基础。尤其在烧伤治疗方面,表皮干细胞拥有毋庸置疑的潜能。创面愈合是人体通过自身的再生能力,为恢复其表面的连续性和完整性,维持内环境稳定所进行的一个复杂而有序的动态生理反应过程,主要包括3个相互交叉的阶段:炎症期、增殖期和重塑期。整个过程中涉及创伤部位和周围组织细胞的相互作用,其中表皮干细胞、毛囊干细胞、真皮鞘干细胞、间质干细胞是重要的参与者。既往研究发现,表皮和毛囊无论在胚胎发育阶段或在成年后都是通过独立的干细胞群来维持,即毛囊的干细胞并不参与表皮的更新;但近来研究表明,创伤后毛囊膨大部位的干细胞会快速地移向表皮而产生短期增殖细胞来完成再上皮化。对毛囊周围的真皮鞘干细胞则主要负责正常和创伤后毛乳头的维持和再生。近期研究还揭示创伤后真皮组织中的间质干细胞被激活并参与到肉芽组织的形成中,干细胞不仅作为组织修复再生的细胞来源,且在创伤愈合参与组织结构重建中起重要作用,其旁分泌和细胞与细胞外基质之间的相互作用在创伤愈合过程中也扮演着重要角色。然而对其他组织来源的自体干细胞在创面愈合作用的研究则比较困难,主要原因是缺乏成熟的细胞追踪方法。

3.4.1 皮肤干细胞修复创面的机制

现代外科学认为,创伤愈合从宏观上看,包括纤维蛋白填充、细胞增殖和组织塑形3个基本阶段,是由增生的细胞和细胞间质填充、连接,代替缺损组织的过程;从生物学角度看,主要包括炎症反应、细胞增殖、结缔组织形成、创面收缩与重塑。组织修复是在不同愈合阶段受各种生物学信号的调控作用下最终促使创面愈合。其愈合机制:在新鲜的创面中,受损伤的组织会立即释放出各种介质,以趋化炎症细胞游走到损伤部位;早期的炎症细胞进而又释放大量的过氧化物酶产物,造成炎症反应,表达出低氧诱导因子,以调节各种氧依赖型血管内皮生长因子(VEGF),促进微血管的形成,加速创面修复。有研究表明,低氧可以导致成体细胞去分化而产生出内源性干细胞的现象;VEGF 可能促使干细胞转换成血管内皮细胞,从而促进血管化,加速创面的愈合。

创伤形成的创面从根本上说是组织缺损。而干细胞的一个重要特性是自我更新和增殖分化的能力强,能更好地满足修复的需要。正常皮肤中存在一定量的干细胞,其参与创面修复并发挥着重要作用:①直接参与损伤组织的重建,主要包括干细胞的增殖、迁移、归巢、分化等;②以调节性功能细胞的方式,间接参与组织损伤的修复重建,主要涉及干细胞激活后以旁分泌形式分泌大量生物活性分子,促进其他修复细胞的功能。

表皮干细胞是具有多向分化潜能的干细胞,是皮肤发生、创面修复和重塑的关键。在组织形成过程中,创面的上皮化是一个重要过程,它是创面愈合的标志,表皮干细胞的增殖分化则是创面上皮化的基础。有学者观察到,在创面愈合过程中,存在已经分化的表皮细胞向表皮干细胞去分化的现象,并阐明这种去分化来源的表皮干细胞也参与了再上皮化的过程。有研究表明,在细胞因子的辅助下,创面部位的表皮细胞可去分化为表皮干细胞,这些去分化来源的干细胞在机体局部微环境的诱导下,有可能再分化为表皮细胞或毛囊及汗腺等附属器细胞,从而促进皮肤创面愈合和功能修复。李建福等研究发现,表皮干细胞在创面愈合过程中的分布特征与创面肉芽组织的形成无直接关联,表皮干细胞能主动参与创面的修复,促进创面再上皮化。其可能机制为:①表皮干细胞产生了跳跃,即伴随着机体创伤修复信号的启动,表皮干细胞快速向表皮上层迁移,能动地参与创面的修复。②创缘的皮肤附属器(如毛囊)内的干细胞接到了创伤修复的指令,启动毛囊隆突内的毛囊干细胞表皮通路参与修复。③是否还存在由成熟的表皮细胞逆分化为表皮干细胞或表皮干细胞样细胞机制。表皮干细胞因与创面上皮化直接相关,并参与愈合过程,可加速创面修复,临床效果明显。

3.4.2 皮肤干细胞在创伤愈合不同阶段的作用

表皮和毛囊是通过干细胞的再生维持的。表皮干细胞是相对静止的和其分化的能力维持体内平衡、自我更新组织最后导致创面修复。其受多方面的因素影响,包括细菌污染与创面感染、组织的毁损与异物存留、局部血运不良和组织缺氧。既往的研究使人们初步了解皮肤发育过程中各种结构发生规律及再生、修复的机制,以及各种因素影响下创面愈合的过程和效果,提出相应的调控理论和生物学模式,以及干预治疗策略,为促进皮肤组织的创伤修复、提高愈合的质量、丰富创伤修复具有重要意义。

目前的研究更多关注皮肤细胞,主要是表皮干细胞和毛囊干细胞在创伤愈合中的作用。表皮干细胞在创面再上皮化过程中是各层表皮细胞的源细胞,正常情况下表皮细胞的更新主要是由其基底部的干细胞向上增殖分化来完成。在创面修复过程中,表皮干细胞的分布不仅在基底层一个平面,其参与创伤修复也有可能从基底层、干细胞岛周围的多平面和多角度同时展开。毛囊干细胞位于皮脂腺开口处与立毛肌毛囊附着处之间的毛囊外根鞘隆突部,具有成体干细胞的共性,即慢周期性、多向分化潜能、自我更新和体外增殖能力强等特点。毛囊干细胞在表皮创伤修复中的作用长期以来受到研究者的关注。数十年来,人们利用小鼠和兔进行了大量的研究。在临床上人们也意识到来自毛囊的角质形成细胞可促进创伤的再生。而有关毛囊干细胞在表皮创伤后组织的修复、重建中的作用,在后续的相关研究中也得到了证实。有研究结果显示,在各种皮肤创伤后,隆突区毛囊干细胞可迁移至表皮。并且,在新生的表皮中,至少有25%的细胞来源于毛囊干细胞。但与预期有出入的是,在新生的表皮中,其他大多数细胞在几周后被清除,表明在表皮创伤过程中,毛囊干细胞参与了创伤的急性修复过程,通过产生短期存在的过渡放大细胞(transit amplify cell,TAC),对表皮创伤进行快速的回应。

皮肤受伤后,表皮干细胞和毛囊干细胞促进上皮形成愈合创面。对于全层创面而言,在其创面周边有表皮干细胞和毛囊干细胞。细胞追踪证明 K15 毛囊干细胞隆起部位修复老鼠全层创面,但几周后就自行消失,持续时间很短。所以,毛囊干细胞不能长期用于创面愈合,而表皮干细胞具有持久的组织再生能力。胶质瘤相关癌基因锌指蛋白 1(glioma-associated oncogene homolog 1,Gli1)、富含亮氨酸重复序列免疫球蛋白样蛋白结构域 1(leucine rich repeats and immunoglobulin like domains 1,Lrig1)、富亮氨酸 α2 糖蛋白 5(leucine-richα2-glycoprotein 5,Lrg5)、金属硫蛋白 24(metallothionein 24,MT24)细胞都被证明有助于毛囊皮脂腺的体内平衡,成为在皮肤损伤中激活表皮干细胞系统修复的重要因子,显示表皮干细胞的可塑性。临床证据也表明,毛囊干细胞可以促进创面组织愈合。对 10 例患者进行自体头皮毛囊移植到慢性腿部溃疡的创面,与对照组相比,实验组溃疡面积缩小了 27.1%,18 周后溃疡面积缩小至 6.5%。上皮形成、新生血管形成和真皮重组增加这些创面的愈合,突显出毛囊移植作为一个治愈慢性创面有前途的治疗方式的潜能。可见表皮干细胞和毛囊干细胞均能参与创面愈合,但后者具有不能长期维持的缺点。

皮肤创伤愈合中每个阶段参与的主要细胞不同,而表皮干细胞在其中起主导作用,在各个阶段通过不同通路,表皮干细胞与细胞因子及皮肤其他细胞相互作用,完成创伤愈合修复过程。下面将分别从创伤愈合的 3 个阶段来阐述表皮干细胞在其中所发挥的作用。

3.4.2.1 炎症反应阶段

皮肤创伤愈合进行自我修复时,必先经过局部炎症反应,血液中中性粒细胞、巨噬细胞等游走至创伤区,通过自分泌、旁分泌等方式,分泌趋化因子及细胞因子等,产生级联式生物学效应,诱导各种修复细胞参与修复。在此过程中,表皮干细胞的参与方式还不是很明确。Kumamoto 等发现,小鼠毛囊皮肤隆突部中间部分有形态和免疫表型均与胎鼠骨髓来源干细胞表型相同的细胞。有研究发现，毛囊的结缔组织鞘中含有肥大细胞祖细胞，创伤愈合时能分化成肥大细胞，因而认为毛囊结缔组织鞘是髓外造血祖细胞的来源之一，但这些细胞并不是皮肤中固有干细胞分化而来。通过与骨髓绿色荧光标记的转基因小鼠比较发现，这些毛囊结缔组织鞘源性肥大细胞的前体细胞来源于骨髓，暂时寄居在毛囊，当皮肤组织损伤时，毛囊细胞分泌肥大细胞增殖因子，刺激结缔组织鞘中的肥人细胞祖细胞，促使其增殖成熟，参与创面愈合。人类真皮和新生小鼠均有这种骨髓细胞表型的肥大细胞祖细胞，在皮肤创伤时，这些肥大细胞前体细胞与皮肤内其他造血祖细胞通过诱导分化巨噬细胞、树突状细胞等其他炎症细胞，共同参与创伤愈合初期的炎症反应阶段。

3.4.2.2 上皮化过程

创伤愈合过程中创面的重新上皮化过程非常重要，上皮化延迟会导致创面纤维化加重，产生明显瘢痕组织。在上皮化过程中，若皮肤的基底层完整，则上皮化由基底层表皮干细胞自下而上修复；如果基底层被破坏，则由创面附近附属器中的表皮干细胞向创面分化、增殖，进行修复。如皮肤损伤后毛囊仍是完整的，则隆突部表皮鞘细胞会向创面迁移完成上皮化；若损伤较深，毛囊大部分结构被破坏，创面愈合过程就会变慢，而动物实验也表明皮肤的愈合率与毛发生长周期相关（处于毛发生长期的创面愈合率最大）。Langton等通过转基因小鼠发现，毛囊干细胞虽不是上皮化必需的细胞，但缺少时会导致创面延迟愈合。

上皮化过程中间充质细胞也起一定作用。研究发现，表皮细胞和间充质细胞表型可相互表达，即可能存在表皮细胞与间充质细胞之间的相互转化，此过程在胚胎形成、组织再生及创面愈合中起重要作用。已有研究证实，鼠类真皮中多能干细胞能分化成角质细胞。

3.4.2.3 瘢痕形成阶段

真皮愈合主要是胶原及细胞外基质的再生、创伤后 3 d 起，肉芽中的毛细血管垂直于创面生长，5~7 d 成纤维细胞开始产生胶原纤维,即瘢痕组织,主要成分为Ⅰ型胶原纤维。胶原的合成与分解代谢之间维持着平衡,而成纤维细胞在维持这种平衡中起重要作用;如果这种平衡被破坏,导致胶原的合成增加或降解减少,均会导致瘢痕增生甚至瘢痕疙瘩的产生。成纤维细胞的来源主要有两种:一是真皮中常驻纤维细胞,在创伤刺激下会转变为成纤维细胞;二是毛囊干细胞。Jahoda 等曾将毛囊结缔组织鞘细胞特染的毛囊移植至鼠皮肤创面基底部,可见结缔组织鞘源性成纤维细胞参与创面愈合。有研究认为,创面愈合胶原形成时,结缔组织鞘中的干细胞可能迁移到真皮滤泡间形成纤维细胞。刘玲等在研究病理性瘢痕与正常皮肤表皮干细胞标记物的表达时发现,真皮瘢痕中表皮干细胞表型的成纤维细胞明显增多,认为表皮干细胞可能在细胞因子作用下分化为成纤维细胞参与瘢痕形成。

表皮干细胞通过复杂通路作用于成纤维细胞,调控其在瘢痕形成过程中的活动。这些通路包括 SAMD 蛋白、磷脂酰肌醇-3-激酶、TGF-β 和结缔组织生长因子等。Wang 等对表皮干细胞在表皮与真皮间相互作用及表皮纤维化的研究证实,表皮干细胞具有维持正常表皮和真皮间相互作用及抑制真皮纤维化的能力,缺乏则会导致病理性纤维增生。成纤维细胞生长因子(FGF)可促进成纤维细胞生成,使胶原纤维合成增加,而表皮干细胞分泌的细胞因子可对抗这种作用,从而减少Ⅰ型胶原纤维的合成,达到减少瘢痕形成的作用。

3.4.3 表皮干细胞在烧伤创面修复中的作用

3.4.3.1 表皮干细胞在不同深度烧伤创面的作用

烧伤创面的修复是个复杂的过程,创面的再上皮化是愈合的关键。皮肤发育生物学研究显示,表皮干细胞对维持表皮的自我更新和增殖潜能、保持皮肤的正常结构起重要作用。谢举临等对未处理烫伤大鼠不同深度烧伤创面中表皮干细胞的分布进行了研究,结果显示:一度烧伤创面中,表皮干细胞分布在基底膜上,数量多,呈波浪状分布,与真皮基底细胞相邻。浅二度烧伤创面中,表皮干细胞分布在残留的基底层和皮肤附属器(主要是毛囊)周围,数量较少。

深二度烫伤(烧伤)创面中,表皮干细胞仅在真皮深层健存的皮肤附属器周围中有,且数量很少。三度烧伤创面中,表皮干细胞罕见。结果表明,表皮干细胞在烧伤创面中的分布与烧伤深度有关,残存的表皮干细胞可能是创伤修复过程中再上皮化细胞的来源。

3.4.3.2 表皮干细胞在烧伤创面修复过程中的作用

烧伤创面的修复是个动态的过程,在其修复过程中表皮干细胞呈动态变化的规律。徐荣祥等采用美宝烧伤湿润膏处理浅三度烧伤创面,用药 24 h 后创面下皮下组织的脂肪隔纤维组织出现 K19 阳性细胞,4 d 开始大量出现,7 d 达到高峰,21 d 开始下降,此时创面已经愈合。谢成选取两种外用药物(美宝烧伤湿润膏及慷舒灵)对大鼠深二度烧伤创面进行湿性疗法处理,以 β_1-整合素及 K19 阳性细胞作为表皮干细胞的标记物,观察大鼠烧伤创面愈合过程中表皮干细胞的数量、分布及与创面愈合率的关系。研究结果显示:正常大鼠皮肤切片无 β_1-整合素及 K19 阳性细胞;烧伤后第 1 天,皮下组织中见散在的干细胞;第 7 天,部分未坏死毛囊外根鞘有干细胞分布;第 14 天,烧伤修复的真皮组织表面有较多干细胞分布;第 21 天,新生表皮层中有团状分布的干细胞,且烧伤创面中 β_1-整合素、K19 阳性细胞数量与创面愈合率呈正相关。研究表明,烧伤创面中表皮干细胞的出现和激活与创面的处理及创面的局部环境有密切关系。

3.4.3.3 影响表皮干细胞在烧伤创面分布的因素

表皮干细胞在异常组织或创面中的演变与病因、局部环境、生长条件、治疗药物等有密切关系。Gallagher 等研究报道高压氧干预治疗能使表皮干细胞的增殖、动员等更加明显。Foresta 等进一步的临床研究证实,烧伤患者伤后以及切痂术后可诱导体内表皮干细胞数量增加,表皮干细胞增加有利于烧伤创面的修复。

3.4.4 真皮干细胞在创面修复中的作用

由于易于获得、多分化和免疫抑制作用,MSC 样真皮干细胞已广泛用于各种领域,包括创面愈合/组织修复、组织工程、器官移植,甚至细胞重编程。动物模型中的证据表明 MSC 样真皮干细胞可通过转分化和旁分泌作用加速皮肤创面和脊髓损伤的愈合。研究已经表明,真皮间充质干细胞(dermal mesenchymal stem cells,DMC)的局部和全身应用加速创面愈合,并且局部应用的促进效果比全身应用早。然而,对于皮肤创面合并放射性损伤的治疗,只有全身应用 DMC 才能促进创面愈合。在全身照射的大鼠中结合铜绿假单胞菌感染的创面模型中,人类 β-防御素-2 基因修饰的 DMC 显示出增强的愈合促进作用和抗感染作用。研究表明,移植的 DMC 在创面部位积聚,并通过类似于骨髓 MSC 的转分化和旁分泌作用促进愈合过程。已经发现 DMC 的上清液促进成纤维细胞、表皮细胞和内皮细胞的增殖。此外,微阵列测定法测试的转录物显示 DMC 表达一系列细胞因子和细胞外基质分子,包括血管内皮生长因子(VEGF)、血小板衍生生长因子(PDGF)、转化生长因子-β(TGF-β)、肝细胞生长因子(HGF)、血管细胞黏附分子-1(vascular cell adhesion molecule-1,VCAM-1)、细胞黏附分子-1(intercellular adhesion molecule-1,ICAM-1),它们与创面愈合高度相关。体内,DMC 移植可增加创伤组织中 VEGF 和 HGF 的表达和毛细血管密度。此外,发现移植的 DMC 掺入毛细血管结构中,如内皮细胞标记所证实的。发现基质细胞衍生因子-1(stromal cell derived factor-1,SDF-1)/CC 趋化因子受体 4(CC chemokine receptor 4,CCR4)是改善受伤组织中 DMC 的招募的重要途径。趋化因子受体(CCR3、CCR4、CCR6、CCR10、CXCR1 和 CXCR2)及其配体 CCL5RANTES 也在创面组织中真皮 MSC 的迁移中起作用。在创伤愈合的重塑阶段,MSC 样皮肤干细胞在附件重建中发挥重要作用。此外,神经损伤与创面愈合密切相关。基于高自我更新和增殖能力以及多向分化潜能的过程,来源于真皮的神经嵴干细胞已应用于组织修复,尤其是神经修复。最近的实验研究已经显示来源于真皮的神经嵴干细胞在神经疾病包括帕金森病(Parkinson disease,PD)、脊髓损伤和周围神经系统疾病的动物模型的治疗中的成功应用。这些研究表明来源于真皮的神经嵴干细胞可以改善症状并部分恢复神经功能。最近,从 von Hippel-

Lindau 蛋白的氨基酸 157-171 培养的 SKP 产生多巴胺能神经元。将来源于 SKP 的这些多巴胺能神经元移植到大鼠帕金森病模型中，通过产生多巴胺使得 PD 样症状减少。这些研究提示真皮干细胞在促进创面神经损伤修复中可能也具有重要价值，值得深入研究。

3.4.5　其他皮肤干细胞在创伤愈合中的作用

汗腺由两层组成，即产生汗液的管腔细胞内层和挤压汗管排泄汗液的肌上皮细胞外层。它们识别出了多种不同类型用于保持汗腺平衡和损伤的祖细胞，这些细胞即使在外部微环境中，也能保持这种能力。而且与乳腺干细胞不同，汗腺干细胞大部分都保持着休眠状态。人类其他亚种群内的干细胞存在毛囊黑素干细胞等间质干细胞，来源于真皮鞘和真皮乳头干细胞。毛囊隆突部的毛囊干细胞可以分化成平滑肌细胞、神经元、神经胶质细胞和脂肪细胞。此外，真皮乳头和真皮鞘细胞被证明显示脂肪形成的和体外成骨分化与造血活动的细胞可能是成纤维细胞，参与皮肤修复创面愈合。

皮肤干细胞在创伤愈合中的作用

3.5　皮肤干细胞促进创面修复的临床研究

3.5.1　皮肤干细胞的分离、培养与鉴定

3.5.1.1　表皮干细胞

表皮干细胞（ESC）由胚胎干细胞分化而来，是皮肤组织中的专能

干细胞，主要位于表皮基底层及毛囊外根鞘隆突部。表皮干细胞使表皮始终处于持续的增殖、分化、脱落、消亡状态，约每月更新1次。

（1）表皮干细胞的分离　方法主要有两种。第一种是"中性蛋白酶-胰酶-Ⅳ型胶原贴壁"法：无菌手术切取包皮，去除皮下脂肪层。用含青霉素、链霉素（均为10 kU）的磷酸缓冲盐溶液（PBS）反复冲洗皮片5次，修剪为大小约0.5 cm×1 cm的皮片。0.25%中性蛋白酶4 ℃消化14～16 h，吸弃上清，分离表皮和真皮层。剪碎表皮，0.25%的胰蛋白酶（内含0.04% EDTA）37 ℃消化20～30 min，加入含有10%胎牛血清的DMEM液终止消化，吹打30 s，200目筛网研磨过滤。滤液经800 r/min离心5 min，收集细胞，弃上清，加入培养基并轻柔吹打制成单细胞悬液，一部分接种于预先铺有Ⅳ型胶原的培养瓶或培养板内，贴壁20 min后吸去上清，贴壁的细胞可认为是相对较纯的表皮干细胞，再次加入专用培养基放入37 ℃、5% CO_2孵箱中培养。第二种是快速"Ⅱ型胶原酶-胰酶-Ⅳ型胶原贴壁"法：将上述方法中的"0.25%中性蛋白酶4 ℃消化14～16 h"换作"浓度为1 mg/ml Ⅱ型胶原酶置于37 ℃恒温消化2～3 h"，其余步骤相同。

（2）表皮干细胞的培养　培养基和生长环境应用无血清培养基可以排除血清中许多未知因素对ESC分化的影响。现常用角质细胞无血清培养基（如美国Cascade公司的Epilife基础培养基与添加剂HKGS），在37 ℃、5% CO_2孵箱中培养，隔日换液。传代应当细胞铺满培养瓶底80%时用2.5%胰蛋白酶/0.04% EDTA消化细胞。同时在倒置显微镜下观察，发现细胞变圆、胞质回缩、细胞间隙变大时，立即用胰酶阻断剂终止消化，用吸管反复吹打细胞，使其完全脱壁形成细胞悬液，800 r/min离心5 min，弃上清，根据细胞疏密程度按照1∶2或者1∶3传代。

（3）表皮干细胞的分选纯化　有两种方法：一种可利用ESC表面标志物表达，用流式细胞仪进行筛选，细胞表面标记物包括β_6-整合素、转铁蛋白受体CD71、单克隆抗体10G7、CD34等；另一种可利用ESC对Ⅳ型胶原的快速黏附能力进行筛选。1993年，Jone等用

Ⅳ型胶原差速黏附法分选 ESC，在有饲养层、血清的培养条件下，黏附细胞的克隆形成率可达 91.5%，其中直径大于 2 mm 的克隆占 87%。而未经分选的角质形成细胞的克隆形成率仅 19.5%。因此认为Ⅳ型胶原差速黏附法是一种有效分选 ESC 的方法，贴壁时间为 20 min。此法不仅可以用于分离纯化原代的 ESC，也可用于几代后的 ESC 纯化。前者分选的 ESC 纯度较高，阳性细胞率大，但分选后细胞活性会受影响，且实验成本较高；后者分选的 ESC 纯度较低，但细胞生长良好，且方法简单易行。

（4）表皮干细胞常用鉴定方法　主要有 3 种。第一种是标记滞留细胞法。1981 年，Bickenbach 首先提出用标记滞留细胞识别 ESC 的方法。主要根据是正常情况下，表皮干细胞具有慢周期细胞的特点，经过较长的随访期，标记物可长期存在，而短暂扩增细胞（TAC）上的标记随细胞分化、脱落而逐渐丧失。这种方法已成为识别 ESC 的公认方法。第二种是细胞克隆形成率测定。克隆形成率是衡量细胞增殖能力的一个重要指标，ESC 能形成大的克隆，TAC 仅进行有限的几次细胞分裂就发生终末分化。计算克隆形成率的方法是：采用前 3 代 ESC 及角质细胞，制备单细胞悬液，按 200 个细胞/孔接种于 6 孔培养板。培养 2 周后对细胞进行克隆计数，克隆数以 32（2^5）个以上计数，并计算克隆形成率（colony-forming efficiency，CFE），CFE＝细胞克隆数/接种细胞数×100%。第三种是细胞表面标志物的鉴定。β_1-整合素不仅介导 ESC 与细胞外基质的黏附，也调控终末分化启动。有实验证实，β_1-整合素表达的降低会刺激 ESC 离开干细胞池，向上迁移成为分化细胞，因而认为 β_1-整合素高表达可以是 ESC 的标志之一；同时，角蛋白是 ESC 的结构蛋白，能较精细地反映细胞的增殖、分化状态。K19 表达阳性的细胞多位于毛囊隆突区和表皮基底层，该部位都是公认的 ESC 分布区域，且具有干细胞的慢周期性和强大的增殖特性。而终末分化细胞则表达。所以 K19 被认为是 ESC 的另一种重要的表面标志，故常取 K19 和 β_1-整合素作为 ESC 的表面标志物。常用免疫细胞化学染色、流式细胞仪检测、蛋白质免疫印迹（western blot）等方法来鉴定 ESC。

3.5.1.2 毛囊干细胞

20 世纪，Cotsarelis、Taylor 等通过相关研究发现，在毛囊上部由外根鞘形成的明显突起即隆突区域也有干细胞的存在，这些干细胞被定义为毛囊干细胞。毛囊干细胞与其他成体干细胞一样拥有强大的增殖能力及多向分化潜能。毛囊干细胞能通过自身的分裂增殖产生机体所需的各种细胞，以补充脱落和缺失的细胞；毛囊干细胞不仅能够向下转移到毛囊根部生成毛囊，而且还能从毛囊外根鞘向上迁移，生成表皮和皮脂腺，并且能分化形成骨及脂肪。

（1）毛囊干细胞的分离纯化　此前，已有许多研究者采用不同的方法来分离毛囊干细胞，并成功地进行传代培养，进行后续更深入的研究。目前对毛囊干细胞分离纯化常用的有以下几种方法。

1）组织块培养法：取含有毛囊的皮肤样本，清洁干净，乙醇消毒后用 PBS 液冲洗，将皮肤切成小块，表皮朝上贴于加入适量培养基的培养器皿中，置于体积分数 5% 的 CO_2 培养箱中，37 ℃，饱和湿度条件下培养。组织块培养法分离的干细胞能持续保持增殖趋势，没有明显的平台期，并且随着不断传代纯化，此方法获得的毛囊干细胞纯度明显增加。但是组织块培养法分离获取毛囊干细胞的效率较低。史明艳等使用该方法成功获得毛囊干细胞，并分析指出该方法的优势在于组织块培养时，从组织块中迁移出来其他细胞为毛囊干细胞创造了一个类似于体内的微环境，使毛囊干细胞能最大限度地保留增殖分化能力。

2）显微分离技术：取含有毛囊的皮肤样本，清洁干净，除去皮下脂肪，乙醇消毒后，使用含高浓度青霉素、链霉素的 PBS 液反复冲洗 3 次；在超净工作台内，显微镜下显微镊钝性分离单个毛囊组织，收集形态完好且处于生长期的毛囊。收集滤液离心（1 500 r/min）10 min，弃去上清，加入含培养基培养皿，于 37 ℃、体积分数 5% 的 CO_2 孵箱中培养。显微分离技术能从样本直接选取毛囊干细胞相对富集区域，有利于后续进一步的纯化。王祝迁等使用此方法成功分离出大鼠毛囊干细胞，但单纯应用显微分离技术获取高纯度的毛囊干细胞需花费大量的时间和精力，效率偏低。

3）酶消化法：取含有待培养毛囊的皮肤样本，清洁干净，乙醇消毒后用含双抗 PBS 液冲洗，将皮肤样本剪成小块，置于中性蛋白酶Ⅱ（0.25 g/L）中，37 ℃，摇床消化 2 h。取出组织用 PBS 冲洗 3 遍，置于胰蛋白酶（质量分数为 2.5 g/L）和乙二胺四乙酸（0.2 g/L）1∶1 消化液，37 ℃，摇床消化 1 h 后，过 200 目钢网。收集滤液离心（1 500 r/min）10 min，弃去上清，加入细胞培养液培养。此方法获得的毛囊干细胞克隆形成能力强，获取效率高。郑宣等用此法获得较纯的毛囊干细胞，但获得的毛囊干细胞经历增殖期后生长速度逐渐减慢，且细胞存活率下降，可能与酶消化法破坏了毛囊干细胞生长微环境有关。

4）差数贴壁法：将收集的细胞接种于Ⅳ型胶原包被的培养皿中，静置 20 min 后，收集上层未贴附角质形成细胞和毛囊真皮成纤维细胞于另一培养皿中，贴附皿底的毛囊干细胞，置于体积分数为 5% 的 CO_2、37 ℃孵箱中培养，每 3 d 换液 1 次。与单纯使用某种毛囊干细胞分离方法相比较，联合差数贴壁法将更进一步纯化，获得纯度更高的毛囊干细胞。有研究者使用酶消化法联合差数贴壁法获得了形态典型且均匀一致的毛囊干细胞。目前此方法已被广泛使用。

5）免疫磁珠法：免疫磁珠法主要用来纯化分离培养获得的毛囊隆突区细胞中某种标记物阳性的细胞。首先制作细胞悬液，并加入异硫氰酸荧光素（fluorescein isothiocyanate，FITC）标记的某种标记物单抗，室温孵育 30 min，离心后弃上清中未结合的抗体，加入磁珠分选缓冲液重悬细胞，再次离心后弃上清，PBS 缓冲液清洗 2 次，取重悬后细胞与免疫磁珠混合，室温反应 30 min。磁珠分离器分离 8 min，去除未与磁珠结合的细胞。将结合了靶细胞的免疫磁珠用磁珠分选缓冲液洗 5 次。体积分数为 5% 的 CO_2、37 ℃孵箱培养 48 h，使细胞与磁珠分离，即可获得较纯的毛囊干细胞。谭挺等用此法获得高纯度毛囊干细胞，他们指出此方法与显微分离技术连用有单次操作分离细胞数量大且纯度较高，能与细胞培养、流式细胞术、荧光显微镜等分子生物学技术兼容等特点。黄恩毅等用此法有

效分离并成功培养 $CD34^+$ 毛囊干细胞，发现分选后的细胞仍具有较好的活性，且增殖速度快，增殖期长。卢葳等通过实验证实，免疫磁珠分选后毛囊干细胞活力较好，分离获得的毛囊干细胞适合用于细胞培养、诱导等后续试验。

6）流式细胞仪分选法：通过毛囊干细胞表达的某些特异性标记物，利用流式细胞仪可以将目的活细胞从异质性细胞群中分离出来，获得较高纯度的特异性细胞。常用的是荧光激活细胞分选器。卢葳等使用流式细胞仪分选 $CD34^+$ 毛囊干细胞，获得的毛囊干细胞纯度很高、污染机会少，但是分选过程费时，细胞分选后活力稍差。此方法适合于需要做免疫组化、蛋白质组织学等对细胞纯度要求高的实验。

（2）毛囊干细胞的鉴定　干细胞的鉴定一直是干细胞研究的难点，常用干细胞的标记物辅助方法进行鉴定。毛囊干细胞有多种明确的分子标记物，如 CD34、K15、K19。接下来介绍 3 种不同的毛囊干细胞分子标记物。

1）角蛋白家族：角蛋白（keratin）是外胚层细胞的结构蛋白，广泛存在于生物体的组织结构中。在表皮细胞中，它们以微丝的状态在细胞内形成广泛的网状结构。在上皮组织中有 20 多种不同种类的角蛋白表达。在表皮细胞中，随着分化程度的不同其所表达的角蛋白也不相同，因此角蛋白常作为毛囊干细胞的鉴定手段。1998 年，Lyle 等通过表达克隆发现 K15 是毛囊干细胞表面标记之一，此后 K15 一直被当作较为公认的毛囊干细胞标记物。20 世纪末，有研究者通过实验发现滞留细胞所在的毛囊隆突部细强表达 K19；同时有实验发现毛囊隆突部 K19 高表达细胞缺乏特异性分化标志，进一步证实 K19 高表达细胞为毛囊干细胞，因此，认为 K19 也可作为毛囊干细胞表面标记物。在毛囊干细胞分化过程中，K15 表达减弱较 K19 早，K19 表达阳性而 K15 阴性的细胞仍有可能为处于早期阶段的增殖细胞，因此推测，检测毛囊干细胞时 K15 更准确。

2）钙黏着蛋白家族：钙黏着蛋白（cadherin）是一种同亲型结合、Ca^{2+} 依赖的细胞黏着糖蛋白，对胚胎发育中的细胞识别、迁移和组织分化以及成体组织器官构成具有重要作用。不同细胞及发育不同阶段其细胞表面的钙黏着蛋白的种类与数量均有所不同，目前已经发现几十种钙黏着蛋白。CD34 抗原是钙黏着蛋白中的一种，是一种高度糖基化Ⅰ型跨膜蛋白，为阶段特异性白细胞分化抗原，CD34 表达于人类造血干细胞，CD34 是目前公认的造血干细胞标志物。Ohyama 等通过对鼠毛囊的研究发现鼠毛囊中 CD34 阳性细胞与毛囊隆突部滞留细胞和 K15 阳性细胞在毛囊处位置一致，提示 CD34 可能也是可靠的毛囊干细胞标记物。Trempus 等通过动物实验首次证实了 CD34 表达于小鼠毛囊干细胞。但 CD34 在人毛囊干细胞不表达，Shu Jiang 等通过对人头皮进行原位免疫组化和多色免疫荧光标记，发现 CD34 特异性表达于毛囊间表皮基底部。

3）整合素家族：整合素是机体重要的黏附分子，是广泛存在于动植物细胞表面的一类细胞跨膜蛋白，在细胞与细胞外基质间及细胞与细胞间起黏附作用。整合素是由 Q 和 B 两个亚单位组成的异源二聚体，它们按不同的组合构成 20 余种整合素。目前，整合素也被广泛用于毛囊干细胞的鉴定，常用的整合素为 β_1-整合素。1995 年，Jones 等根据表皮细胞表达 β_1-整合素的水平将其进行分组培养，结果发现 β_1-整合素高表达的表皮细胞比低表达者具有更高的增殖及克隆形成能力。1998 年，Watt 等发现，富含 β_1-整合素的皮肤基底细胞比 β_1-整合素含量少的皮肤基底细胞能更快速地黏附细胞外基质蛋白，并具有更高的克隆形成能力，上述发现均为 β_1-整合素作为毛囊干细胞特异性表面标记物提供有力支持。

3.5.1.3 真皮干细胞

真皮衍生的神经嵴干细胞的分离方案与皮肤源性前体细胞（SKP）类似，简言之是通过组织分解酶去除表皮，并且通过相关酶（例如胶原酶）消化真皮组织以从真皮骨架中分离真皮细胞，并获得悬浮细胞团。培养分离真皮细胞时，需要培养基中具有生长因子，例如 B-27、表皮生长因子和纤维细胞生长因子。研究表明，从 Wnt1-Cre/R26R 转基因小鼠中分离的所有 SKP 和 p75/Sox10 阳性神经嵴来源的细胞均表达 β-半乳糖苷酶，这进一步证实了它们的神经嵴起源。这种转基因模型连同神经嵴干细胞标记将是鉴定源自真皮的神经嵴干细胞的适当方法。来源于真皮的神经嵴干细胞显示神经分化优势。真皮衍生的 p75/Sox10 阳性细胞可以产生高神经元,但与平滑肌细胞、成骨细胞、成软骨细胞和黑素细胞相比较低。它们在分化过程中也表现出对神经细胞类型的选择性。可诱导 $AC133^+$细胞分化成神经元、星形胶质细胞,并且很少体外分化成少突胶质细胞。在体内,它们产生了不同的神经表型:一群分化良好的星形胶质细胞和未成熟的神经元。在一定程度上,多潜能,特别是神经细胞,血统分化能力是识别从真皮中提取的神经嵴干细胞的另一个标准。

MSC 样皮肤干细胞的分离方法类似于骨髓 MSC。简言之,表皮和皮下组织在胰蛋白酶或分散酶消化后被除去,剩余的真皮组织被机械解离或被胶原酶连续消化,收集真皮细胞并在适当的培养基如 DMEM 或伊思考夫改良达尔伯克培养基(Iscove modified Dulbecco medium,IMDM)与胎牛血清(fetal bovine serum,FBS)培养。为了进一步的培养和鉴定,我们选择了附着的细胞。表型上,MSC 样皮肤干细胞表达标记物 CD105、CD73 和 CD90。波形蛋白,一种间充质标志物,一般在 MSC 样皮肤干细胞中也有发现。CD34 在骨髓 MSC 中呈阴性,在 MSC 样皮肤干细胞的一些亚群中发现。此外,还在 MSC 样皮肤干细胞中检测到一些胚胎标志物,如 STRO-1、SSEA-4、Sox2、OCT4 和 Nanog 等。真皮成纤维细胞是 MSC 样皮肤干细胞的功能状态。例如,在创面愈合过程中,驻留的 MSC 样皮肤干细胞可能通过增殖和分化转化为功能性成纤维细胞。当创面愈合时,这些真皮基质细胞再次成为静止的干细胞。

3.5.2 真皮干细胞促进创面修复的临床研究

基于小鼠数据,5 个隐性营养不良型大疱性表皮松解症受试者的研究表明,多数人中单次皮内注射同种异体成纤维细胞(1 cm^2 面积的表面真皮中注射的 25 ml 体积共 5×10^6 个细胞)增加了 *COL7A1* 基因表达至少 3 个月(研究的终点)(Wong, et al,2008)。

该研究还显示了同种异体成纤维细胞的低免疫原性和免疫学及组织学水平上宿主反应的缺乏。在注射后2周时观察到注射的细胞未检测到，这是观察到真皮-表皮连接（dermal-epidermal junction，DEJ）上C7蛋白增加的时间点。值得注意的是，这些受试者的C7基线表达与那些完全缺乏该蛋白的受试者相比较，C7的增加在RDEB受试者中最明显。然而，C7的增加不伴随着新的、正常出现的锚定原纤维的形成；在基底膜的层状结构下，纤维状结构的数量增加了，但这些结构在某种程度上是比较脆弱的，缺乏成熟的锚定纤维的特征。尽管如此，还是有一些主观的证据表明，在同种异体纤维细胞注射后，皮肤上的表皮附着力增加。然而，考虑到在注入的同种异体细胞的自然存在之外，*COL7A1*基因和C7蛋白表达的增加，这一变化被认为是由成纤维细胞引起的旁分泌效应引起的。随后的研究表明，单次注射同种异体成纤维细胞可以增加3~7个月和9~12个月的*COL7A1*基因表达。

在RDEB中对同种异体纤维细胞注射的最初研究主要集中在皮肤完整的DEJ的反应上。然而，受影响个体的主要临床后果是创面愈合不良。一项随机双盲研究评估了RDEB中同种异体成纤维细胞对创面愈合的影响，结果显示注射成纤维细胞或惰性载体溶液后慢性糜烂的再上皮化程度或速率没有差异（Venugopal，et al，2013）。相比之下，另一项临床试验发现，与载体相比，单次注射同种异体纤维蛋白可以加速创面愈合。

3.5.3 皮肤干细胞的实际操作与典型病例

应用皮肤干细胞治疗疾病较传统方法具有很多优点：低毒性（或无毒性）；不需要完全了解疾病的确切机制；应用自身干细胞移植，可避免产生免疫排斥反应。

3.5.3.1 皮肤干细胞用于创伤后组织修复

皮肤干细胞用于创伤后组织的快速修复是近年来研究的热点内容之一。严重创伤、大面积烧伤以及整形术后的创面覆盖，对于临床医生是一个十分棘手的问题，除利用患者自身皮肤外，人们采用同种异体皮、异种皮以及其他相关修复材料来覆盖创面。但排异性使其应用受到限制，也仅能作为一种暂时性创面覆盖物。多年来人们一直试图通过刺激或诱导患者自身创面残存的上皮细胞来修复创面，皮肤干细胞的调控便是其中一个重要的领域。医学界期望能够用干细胞来修复那些损伤的组织或器官，尤其是在难治性创面的治疗中优势明显。对于大范围撕脱伤、糖尿病创面、内分泌疾病患者创面、肿瘤患者创面而言，常出现创面愈合困难、创面大范围皮肤全层或部分层次缺损等情况。传统治疗方案在治疗原发病的同时，辅以皮片移植、肌皮瓣移植、皮肤类似物移植等方法，虽有积极疗效，却也受到诸如创面局部供血、皮瓣来源选取、人工材料的组织相容性、较多瘢痕愈合影响美观等因素的限制。而表皮干细胞因具有旺盛的增殖能力和分化潜能，成为创伤修复领域内重要的种子细胞。

在糖尿病患者创面治疗上，有研究人员通过免疫组化检测糖尿病患者创面表皮干细胞增殖分化相关蛋白 K19 和 β_1-整合素的表达情况，结果显示两者表达均低于正常人全厚皮肤组织，并提出糖尿病患者创面愈合困难可能与表皮干细胞数量少、增殖分化能力差有关。这不仅为探讨糖尿病患者创面难以愈合的机制提供一个依据，也为其针对皮肤干细胞设计治疗方案提供了新的治疗思路。

外科手术中为追求彻底根除病变，有时需切除较大面积皮肤，不可避免对局部功能和美观造成影响，如巨痣手术，因影响美观和存在恶变概率而需早期手术治疗。传统治疗方法均存在不足：①消除法难以把握切除组织的深浅；②分期切除缝合法和局部皮瓣法仅限于面颊部等面积较小者；③游离皮瓣易形成组织水肿、影响美观；④皮片移植法的效果则受局部供血情况的限制。在这方面国内已有报道采用自体表皮干细胞在体外制备表皮干细胞膜片，并移植在巨痣切除后的创口，疗效理想。该方法采用皮肤干细胞，不但规避伦理及排斥反应等问题，而且节约皮源、减少瘢痕愈合、改善愈合后皮肤功能。

3.5.3.2 皮肤干细胞应用于组织工程皮肤

作为种子细胞的皮肤干细胞，近年来亦被应用于组织工程皮肤的制备。除传统治疗后将皮肤干细胞直接应用于创口，借助皮肤干细胞的快速增殖和分化来修复创面外，人们也尝试构建组织工程皮肤来治疗难治性创面。迄今已有在细胞培养方面采用体外3D培养技术构建组织工程皮肤模型，并已获得皮肤替代物用于临床治疗；在动物实验方面，有学者应用含有表皮干细胞的组织工程皮肤修复裸鼠全层皮肤创面，生长良好并能明显加速创口愈合，在外观上瘢痕愈合成分也相应减少；在临床应用方面，人们已经开始采用毛囊干细胞制备的人工皮肤替代物来治疗深度烧伤患者。尽管此类皮肤替代物因无皮肤附属器而使皮肤功能存在欠缺，该项应用仍标志着人工皮肤已进入临床阶段。

从体外到体内，从实验室到临床，组织工程皮肤在改善难治性创面愈合领域显示出旺盛的生命力。该领域潜在的技术性突破也将进一步推动在临床更广泛的应用。首先，应用3D技术培养皮肤干细胞及支架材料的选择和优化问题仍有较大的革新空间。就传统二维细胞培养方法而言，3D培养更能保证皮肤干细胞接近机体生理环境，培养出的细胞无论从形态还是生物学特性都更接近体内生长皮肤干细胞的真实状态，使相关研究结果和临床应用更具科学性。在3D培养技术中最具改良潜力的领域是细胞培养支架材料的选择。目前宏观上可分成人工材料和生物材料两大类。考虑到生物组织相容性、可塑性、易于获得和保存等多方面因素，人们更倾向于选择生物材料。随着研究的不断深入，更适合细胞附着、更具组织相容性和易于制备的生物材料的诞生将为皮肤干细胞的培养创造新的突破。其次，含有皮肤干细胞的生物材料和工程化皮肤组织应更具仿生和治疗效果。近来已有研究尝试通过组织工程方法构建出具有毛囊等皮肤附属器的人工皮肤并取得初步效果，从理论上填补了人工皮肤制备领域关于完善皮肤功能的空白。

将皮肤干细胞按组织工程的原理构建皮肤，已成为解决临床治疗中皮源缺乏问题的根本途径。皮肤种子细胞的主要来源是患者自体细胞、异体细胞和异种细胞，但由于存在着体外培养周期较长和延迟排斥反应等缺陷，皮肤干细胞有望成为更可靠的种子细胞来源。如果将来能像分离表皮干细胞那样分离出真皮干细胞，可为临床患者提供大量自体表皮或真皮细胞，构建全皮替代物，不仅解决皮肤移植中的免疫排斥问题，而且将开辟新的种子细胞来源途径，同时为一些皮肤遗传性疾病及皮肤癌患者的临床治疗带来希望。

3.5.3.3 皮肤干细胞再生角膜

表皮干细胞培养技术的进步，使应用培养的自体角质细胞来抢救患者成为可能。患者一小片标本经 3 周的培养期，角质形成细胞的数量可达 5 000~10 000 倍，形成可供移植的表皮膜，并已被成功应用于临床。培养的角质形成细胞的最大优点是能提供大量可供移植的表皮膜或细胞，作用于患者受区时能迅速恢复皮肤的屏障功能，因而提高了患者的生存机会。对于那些角膜缘干细胞损伤的患者来说，常规的角膜移植是毫无帮助的。给两例单侧角膜损伤的患者实施了皮肤干细胞移植，长期随访表明，再生的角膜十分稳定，患者的视力也有了明显的提高。最近有人报道，将角膜干细胞收集、体外扩增后，移植去细胞的羊膜可制成所谓的工程角膜，移植后取得了满意的效果。

3.5.3.4 皮肤干细胞治疗皮肤肿瘤

皮肤干细胞的研究对皮肤癌的发生机制及烧伤患者表皮再生有重要意义。最近，有学者将外源基因通过反转录病毒导入皮肤干细胞，并植入体内，结果机体可长期维持导入基因的表达，从而为皮肤干细胞应用于基因治疗提供了依据。例如，对于表皮松解症、鱼鳞病等单基因皮肤退行性疾病，通过导入正常目的基因即可达到治疗目的。基因治疗不仅适用于皮肤遗传性疾病，而且对于各种原因引起的皮肤癌也同样适用。如毛囊肿瘤，通过导入肿瘤抑制基因，阻断或抑制肿瘤发生过程，还可将耐药基因或造血生长因子基因导入正常毛囊干细胞或耐药细胞株，提高化疗耐受力。

3.5.4 皮肤干细胞与其他疗法的联合应用

皮肤干细胞是皮肤自我更新和修复的工具,具有无限增殖和多向分化的潜能,这些特征使它在治疗皮肤疾病方面具有得天独厚的优势,给基因疗法和再生医学注入了新的希望。

交界型大疱性表皮松解症,也称致死性大疱性表皮松解症,常呈染色体隐性遗传。患者一旦受到轻微创伤甚至与他人接触,都会导致表皮透明层出现水疱和腐蚀。长期大面积的皮肤创伤严重影响患者的生活质量,这类患者通常伴有复发性感染和瘢痕,更严重的是最终会转变为癌症。目前,全球有大约 10 万人患有不同类型的大疱性表皮松解症。在此项研究之前,交界型大疱性表皮松解症还没有彻底的治疗方法,能做到的仅仅是缓解痛苦的临床症状。而超过 40% 的患者活不到青少年时期。

对交界型大疱性表皮松解症患者来说,层粘连蛋白 332 是关键的治疗蛋白。层粘连蛋白 332 是一种三异聚体蛋白,以前被称为层粘连蛋白-5,是层粘连蛋白家族中的一个主要成员。层粘连蛋白 332 由 LNα3、LNβ3 和 LNγ2 链组成,并分别由 *LAMA3*、*LAMB3*、*LAMC3* 基因进行编码,正是这 3 个基因的隐性遗传的突变会导致交界型大疱性表皮松解症。除此之外,编码 XⅦ型胶原蛋白和 α_6/β_4-整合素的基因的突变也会导致该病。基因突变导致层粘连蛋白缺失往往会使得患者出生不久后即死亡。而在幸存者身上,层粘连蛋白变得很少,半桥粒(连接层粘连蛋白和细胞骨架微丝)也退化或者没有。

在 2015 年,德国研究团队利用表皮干细胞联合基因疗法为一名患有该罕见皮肤遗传病的 7 岁患者进行治疗,也就是对患者自体表皮干细胞进行基因修饰后,体外培养再生形成功能完整的皮肤,最终将再生皮肤移植回患者身上。在接受表皮干细胞联合基因疗法 4 个月后,研究团队对患者所有丢失皮肤处(总面积近 0.85 m^2)都进行了移植治疗。在第一次手术时,这名儿童患者 80% 总体表面积的表皮已完全丢失。出院后随访,该患者表皮稳定健康,和真皮连接完好,能抵抗外力损伤。没有出现水疱、瘙痒等症状,也无须药膏或其他药物治疗。皮肤移植后的4个月、8个月、21个月,医疗人员分别对患者进行了10处随机钻取活检。结果显示,表皮均保持正常形态,研究团队也未发现水疱、腐蚀或表皮和真皮分离的现象。基因检测显示再生表皮也仅由基因修饰的角质细胞组成。移植之后,层粘连蛋白332-β3出现在表皮和真皮的连接处。另外,表皮的最下层基底层含有正常数量的层粘连蛋白332-α3、层粘连蛋白332-γ2和α_6/β_4-整合素。再生的表皮仅依靠数量有限的长寿命、能自我更新的干细胞来维持,这些细胞能产生祖细胞并最终分化成角质细胞。绝大多数的短暂扩充细胞(表皮干细胞的子代细胞)在皮肤移植后的数周内即逐渐消失。

表皮干细胞联合基因治疗对早在儿童时期就被诊断为交界型大疱性表皮松解症的患者尤为合适。在出生时即可采集表皮干细胞以作预防。基因修饰表皮干细胞能可再生形成功能完整的表皮,甚至和正常的表皮难以区分。这一成功结果同样可以为其他类型的大疱性表皮松解症采取干细胞基因疗法相继铺开了道路。

2010年首次报道了2例RDEB患者使用皮内MSC治疗(Conget,et al,2010),以前曾报道成功局部使用骨髓(bone marrow,BM)细胞治愈其他疾病的慢性创面(Badiavas and Falanga,2003;Humpert,et al,2005;Falanga,et al,2007)。RDEB研究中使用的MSC来源于健康、无关个体的BM。在免疫荧光显微镜下,RDEB受试者在DEJ上完全缺乏C7表达,并且临床上具有严重起疱和创面,其缓慢愈合并具有瘢痕。研究者将0.5×10^6个MSC或载体注入完整和慢性溃疡部位。在干预后1周进行皮肤活检,并显示MSC处理的皮肤在DEJ表达C7。此外,在MSC注射部位附近存在长期溃疡皮肤的再上皮化,但是不在注射部位附近。研究中的2名患者均显示持续4个月的好转。此后,皮肤脆弱性与预处理状态相似。在注射的皮肤或全身注射中没有观察到不良反应。这项初步研究表明,皮内给予同种异体MSC可以导致DEJ的C7新生蛋白表达,并预防RDEB患者出现起疱和改善创面愈合。最近进行了临床试验,使用静脉无关供体 BM 来源的 MSE 进行 RDEB 受试。虽然在该研究中未进行皮肤活检，但临床评估报告减少了水疱数量，减轻了皮肤炎症，更好的创面愈合和改善的生活质量在单次输注 MSC 后持续 4~6 个月。预计将在 RDEB 中进一步系统性评估 MSC。

（周建大　薛亚楠　王少华　熊　武　陈泽林　王　钰　史春梦）

参考文献

[1] SHI C M, CHEN T M. Isolation and culture of multipotent stem cells derived from neonatal rat dermis[J]. Acta Academiae Medicinae Militaris Tertiae,2001,9(5):1068-1070.

[2] TOMA J G, AKHAVAN M, FERNANDES K J, et al. Isolation of multipotent adult stem cells from the dermis of mammalian skin[J]. Nat Cell Biol,2001,3 (9):778-784.

[3] YOUNG H E, STEELE T A, BRAY R A, et al. Human reserve pluripotent mesenchymal stem cells are present in the connective tissues of skeletal muscle and dermis derived from fetal, adult, and geriatric donors[J]. Anat Rec,2001,264 (1):51-62.

[4] CHEN Z, DAI T, CHEN X, et al. Activation and regulation of the granulation tissue derived cells with stemness-related properties[J]. Stem Cell Res Ther,2015,6 (1):85.

[5] GAGO N, PEREZ-LOPEZ V, SANZ-JAKA J P, et al. Age-Dependent Depletion of Human Skin-Derived Progenitor Cells[J]. Stem Cells,2009,27 (5):1164-1172.

[6] FERNANDES K J, MCKENZIE I A, MILL P, et al. A dermal niche for multipotent adult skin-derived precursor cells[J]. Nat Cell Biol,2004,6 (11):1082-1093.

[7] WONG C E, PARATORE C, DOURS-ZIMMERMANN M T, et al. Neural crest-derived cells with stem cell features can be traced

back to multiple lineages in the adult skin[J]. Journal of Cell Biology,2006,175(6):1005-1015.

[8]JINNO H,MOROZOVA O,JONES K L,et al. Convergent genesis of an adult neural crest-like dermal stem cell from distinct developmental origins[J]. Stem Cells,2010,28(11):2027-2040.

[9]PROCKOP D J. Marrow stromal cells as stem cells for nonhematopoietic tissues[J]. Science,1997,276(5309):71-74.

[10]CHAMBERLAIN G,FOX J,ASHTON B,et al. Concise Review: Mesenchymal Stem Cells: Their Phenotype,Differentiation Capacity,Immunological Features, and Potential for Homing[J]. Stem Cells,2007,25(11):2739-2749.

[11]JAHODA C A B,WHITEHOUSE C J,REYNOLDS A J,et al. Hair follicle dermal cells differentiate into adipogenic and osteogenic lineages[J]. Experimental Dermatology,2003,12(6):849-859.

[12]HOOGDUIJN M J,GORJUP E,GENEVER P G. Comparative characterization of hair follicle dermal stem cells and bone marrow mesenchymal stem cells[J]. Stem Cells and Development, 2006,15(1):49-60.

[13]MOON J H,KWAK S S,PARK G,et al. Isolation and characterization of multipotent human keloid-derived mesenchymal-like stem cells[J]. Stem Cells Dev,2008,17(4):713-724.

[14]PATEL J,GUDEHITHLU K P,DUNEA G,et al. Foreign body-induced granulation tissue is a source of adult stem cells[J]. Transl Res,2010,155(4):191-199.

[15]VAN DER VEEN V C,VLIG M,VAN MILLIGEN F J,et al. Stem Cells in Burn Eschar[J]. Cell Transplant,2011,21(1):933-942.

[16]KUO T,UHLEMANN J,REINHARD E H. Cutaneous extramedullary hematopoiesis[J]. Arch Dermatol, 1976, 112(9): 1302-1303.

[17]FRAGA G R, CAUGHRON S K. Cutaneous myelofibrosis with

JAK2 V617F mutation: metastasis, not merely extramedullary hematopoiesis[J]. Am J Dermatopathol, 2010, 32 (7): 727-730.
[18] GUREVICH O A, SAMOILINA N L, MEDVINSKII A L, et al. Induced hematopoietic foci in mice. I. Induction of extraskeletal hematopoietic areas using demineralized tooth matrix[J]. Gematol Transfuziol, 1990, 35 (2): 7-12.
[19] LAKO M, ARMSTRONG L, CAIRNS P M, et al. Hair follicle dermal cells repopulate the mouse haematopoietic system[J]. Journal of Cell Science, 2002, 115 (20): 3967-3974.
[20] LORENZ K, SICKER M, SCHMELZER E, et al. Multilineage differentiation potential of human dermal skin-derived fibroblasts[J]. Exp Dermatol, 2008, 17 (11): 925-932.
[21] CHEN F G, ZHANG W J, BI D, et al. Clonal analysis of nestin(−) vimentin(+) multipotent fibroblasts isolated from human dermis[J]. J Cell Sci, 2007, 120 (16): 2875-2883.
[22] WANG Y, TAN L, JIN J, et al. Non-cultured dermal-derived mesenchymal cells attenuate sepsis induced by cecal ligation and puncture in mice[J]. Sci Rep, 2015, 5(7): 1-16.
[23] DAI T, CHEN Z, TAN L, et al. Radioresistance of granulation tissue-derived cells from skin wounds combined with total body irradiation[J]. Mol Med Rep, 2016, 13 (4): 3377-3383.
[24] CHUNMENG S, TIANMIN C, YONGPING S, et al. Effects of dermal multipotent cell transplantation on skin wound healing[J]. J Surg Res, 2004, 121 (1): 13-19.
[25] ZONG Z W, LI N, XIAO T Y, et al. Effect of hBD2 genetically modified dermal multipotent stem cells on repair of infected irradiated wounds[J]. J Radiat Res (Tokyo), 2010, 51 (5): 573-580.
[26] ZONG Z W, CHENG T M, SU Y P, et al. Crucial role of SDF-1/CXCR4 interaction in the recruitment of transplanted dermal mul-

tipotent cells to sublethally irradiated bone marrow[J]. J Radiat Res (Tokyo),2006,47 (3-4):287-293.

[27] HIGASHIDA T, JITSUKI S, KUBO A, et al. Skin-derived precursors differentiating into dopaminergic neuronal cells in the brains of Parkinson disease model rats Laboratory investigation[J]. Journal of Neurosurgery,2010,113 (3):648-655.

[28] CHEN Z, WANG X, JIN T, et al. Increase in the radioresistance of normal skin fibroblasts but not tumor cells by mechanical injury[J]. Cell Death Dis,2017,8(2):e2573.

[29] CHUNMENG S, TIANMIN C. Skin: a promising reservoir for adult stem cell populations[J]. Med Hypotheses,2004,62(5): 683-688.

[30] SHI C, CHENG T, SU Y, et al. Transplantation of dermal multipotent cells promotes survival and wound healing in rats with combined radiation and wound injury[J]. Radiat Res,2004,162(1): 56-63.

4 间充质干细胞与创面修复

创面愈合是细胞、生长因子和细胞外基质蛋白高度协同作用的结果。在这个过程中内源性间充质干细胞(MSC)发挥着非常重要的作用,它能够募集宿主其他修复细胞,分泌细胞因子及生长因子和基质蛋白等调控组织修复。外源性 MSC 也被研究证实具有内源性 MSC 的类似生物学效应,能够促进创面愈合和减少创面纤维化(瘢痕)形成,甚至再生皮肤附件等生物学效应。值得注意的是 MSC 生物学效应的发挥与移植部位的微环境有密切关系,创面愈合不同阶段的微环境可能诱导 MSC 产生不同的生物学效应。总体上讲 MSC 主要通过以下几个方面促进创面再生愈合:①调节巨噬细胞及 T 细胞功能,调控(削弱)局部炎症反应;②中和创面的活性氧;③产生抗纤维化因子减轻瘢痕或纤维化形成;④抑制上皮或内皮细胞发生上皮-间充质转化(epithelial-mesenchymal transition, EMT),抑制向肌成纤维细胞的分化,增强真皮成纤维细胞的创面愈合功能;⑤促进血管发生及增强血管稳定性;⑥在创面局部分化为参与创面愈合的各类细胞;⑦分泌 IL-37 发挥杀菌效应等。

4.1 间充质干细胞的来源与分类

尽管 MSC 的生物学特性和治疗应用潜力已得到比较深入的研究,但 MSC 的体内行为和发育起源还未阐明。在胚胎发育过程中,MSC 主要有两种来源,包括神经嵴和中胚层。成体的 MSC 通常认为是起源于中胚层,而胚胎 MSC 主要来自神经嵴。神经嵴是过渡性的胚胎组织,起源于脊柱发育过程中的神经褶。Morikawa 等的研究发现,MSC 的发育部分来自于神经嵴。Takachima 等的研究显示,胚胎干细胞中最早的一波 MSC 产生于 Sox1+的神经上皮，并证实 Sox1+神经上皮产生 MSC 部分是在神经嵴的中间阶段。中胚层是另一个产生骨骼和结缔组织的间充质细胞的主要来源。有研究发现，不同的中胚层衍生物包括不同种类的组织特异性定向祖细胞，它们可能具有不同的发育起源。

间充质干细胞的命名目前仍然存在争议，名称也较多，如骨髓基质细胞（marrow stromal cells）、骨髓基质干细胞（marrow stromal stem cells）、间充质基质细胞（mesenchymal stromal cells）、间充质干细胞（MSC）、药用信号细胞（medicinal signal cells）等，它们描述的都是同群细胞，简写都是 MSC。骨髓基质细胞最早由 Friedenstein 和同事于 20 世纪 60 年代末发现并报道。他们观察到在培养人骨髓细胞的过程中造血细胞成分逐步丢失，而成纤维样细胞集落不断增殖且体内外均可分化为成软骨和成骨细胞，首次将这些细胞定义为成纤维细胞集落生成单位（CFU-F），系指这些细胞具有在塑料表面形成大的集落的能力，并在随后的研究中建立体外分离、培养的方法。随着研究的深入，研究者发现这群细胞可以分化成骨细胞、脂肪细胞、软骨细胞等，具有多向分化的能力，符合关于干细胞具有自我更新和多向分化潜能的基本定义。1988 年 Owen 等在前期研究者工作的基础上，将其定义为骨髓基质干细胞。1991 年 Caplan 等发现在胚胎发育过程中，骨髓中存在一群中胚层来源的具有分化为不同组织谱系的干细胞，他们将这些细胞命名为“间充质干细胞”，这个名称在全球得到了广泛的使用，成为最被接受的名称。部分学者认为间充质干细胞生物学特性不符合干细胞的标准，称之为干细胞不够科学，可能误导患者过高的、不切实际的期望。因此 Horwitz 在 2005 年国际会议上呼吁将这群细胞命名为间充质基质细胞。由于认为 MSC 几乎存在于所有的组织和器官当中，目前比较流行的还有一种假说，间充质干细胞来源于血管周细胞，但是这个假说也受到了挑战，一些研究者发现，间充质干细胞还可以来源于无血管和无神经的组织（如椎间盘）。2010 年，当初命名间充质干细胞的 Caplan 提出了更改为药用信号细胞的新名称，因为这些细胞归巢在损伤或疾病的部位，分泌生物活性因子，起到免疫调节和营养再生的作用，就犹如这些细胞在原位进行医药治疗。

事实上，不管是叫什么，并不影响这群细胞在治疗中体现出来的应用前景，在 Mesh 主题词介绍中描述间充质干细胞是多能干细胞的一个来源，因为其中含有间充质干细胞。间充质干细胞这一名称已经被广泛使用了 20 多年，为了保持科学话语、电子文献数据库的连续性，称为间充质干细胞（MSC），可以促进生物医学研究人员之间知识的交流和传播，避免再次混淆。

MSC 尚没有明确统一的分类方式，从发育学上可分为胚胎组织来源 MSC 和成体组织来源 MSC，从种属来源上可分为同种与异种、自体与异体来源 MSC。由于从骨髓中分离获取 MSC 相对容易，使得这一来源的 MSC 受到广泛的研究和关注，多年来骨髓是临床应用研究的 MSC 主要来源。此后，相关学者相继从脂肪组织、脐带组织、胎盘组织、牙组织、骨小梁和密质骨以及血管周细胞（pericytes）等多种组织分离、培养和鉴定了 MSC。目前认为 MSC 几乎存在于所有的组织和器官当中，3 个假说可以解释 MSC 的组织分布：①MSC 是组织定居细胞，可以从不同组织和器官分离获得 MSC；②MSC 定居在一些组织中并可循环入血液；③MSC 来自于循环的血液中。成年哺乳动物外周血存在的 CFU-F 在 20 世纪初就初步发现了，但是循环 MSC 的存在仍然存在争议。MSC 的各种不同来源和特性上的差异为基于细胞的临床治疗手段的开发提供了广阔的空间和可能性，近年来脂肪组织以及胎盘组织来源的 MSC 由于各自具备的优势和特点被认识，是目前较有临床转化前景的 MSC 来源。

MSC 与创面修复

4.2 间充质干细胞的分离与培养

MSC首先从骨髓中分离获得，从骨髓中分离MSC相对容易，加之其存在频率为每$10^4 \sim 10^5$个骨髓来源单个核细胞（bone-marrow derived mononuclear cells，BM-MNC）中含有1个BMSC，使得BMSC依旧是较为常用的采用MSC种子细胞来源。细胞动物的骨髓样品通常在麻醉动物后通过股骨或胫骨等长骨骨髓的冲洗进行采集。人的骨髓样品通常自髂后上棘或胸骨采用骨髓穿刺针进行穿刺采集。标准的从骨髓样品中分离MSC的流程始于不连续的密度梯度离心（1.077 g/dl），400×g下30 min。经过离心后MSC富集到中间的单个核细胞（BM-MNC）的白膜层中。收集白膜层并经PBS洗涤2次后，按2×10^5个细胞/cm^2细胞密度将BM-MNC接种于培养瓶，置37 ℃、5% CO_2培养箱环境下培养。培养48~72 h后，弃除未贴壁细胞，更换新鲜培养基。标准的生长培养基包括基础培养基DMEM或αMEM，添加L-谷氨酰胺和10%的胎牛血清（FBS）。培养至细胞生长汇合度达到80%可进行传代培养。传代时采用胰酶消化法，细胞传代种植密度需满足细胞生长的最低密度要求和每一代细胞尽可能多的细胞产率。人MSC的扩增培养的差异性受多种因素的影响，包括供者年龄、细胞接种密度、培养添加物、血清以及基础培养基的不同等。通常而言，标准培养条件下人MSC可群体倍增30次，并保持对数增长曲线不少于10代。研究数据表明，体外人MSC的长期扩增培养可导致这些细胞的遗传学改变，以至于不适合临床应用。过去几年中，许多研究力图在保持MSC遗传稳定性的同时获得高的细胞增殖率和更广泛的细胞分化能力，为此开发出了不同的培养技术。然而，采用不同的分离、扩增方法获得的具有MSC特性的细胞可能获得的是选择性的特异细胞群体。因此，采用的特异的细胞分选方法可能导致获取的细胞形态与功能上存在差异性，或仅仅是促进并获得了骨髓来源多能性细胞的特殊群体细胞而已。即使科学界建立了广泛接受的一致性的MSC标准分离流程，从细胞形态等方面看 MSC 显示很强的异质性。间充质细胞的形态似乎与培养条件如培养添加物、细胞接种密度、传代次数、培养时间等存在很明显的关联性，目前这些形态上的差异与细胞的功能是否有关还不清楚，尚未发现骨髓或者其他来源 MSC 的独特的特异性标志。MSC 的定义特征，不同研究者之间存在不一致性，包括许多实验室发展出了自己的分离和扩增 MSC 的方法。为解决这一问题，2005 年国际细胞治疗协会（International Society for Cellular Therapy，ISCT）下属的间充质和组织干细胞委员会发布了一套定义人 MSC 的最低标准，以供实验室基础研究和临床前研究参考。这一标准包括：①采用组织培养瓶的标准培养条件下 MSC 呈贴壁生长；②大于 95% 的 MSC 必须表达 CD105、CD73 和 CD90，不表达（≤2%）CD45、CD34、CD14 或 CD11b、CD79a 或 CD19 和 HLA-DR；③体外适宜诱导培养条件下具有向中胚层的成骨、成软骨和成脂细胞三系分化的能力。研究还表明，不同组织来源的 MSC 在细胞增殖和多系分化能力上具有差异性。因此应注意，不同的培养扩增方法对于分选的 MSC 的实验结果难以进行直接比较。

随着临床转化的需要和无血清培养技术的兴起，在临床级细胞的制备中 FBS 存在着诸多明显的伦理与安全性问题，表现为：①血清容易被支原体、病毒等微生物感染；②血清可能会传播动物源性疾病；③重复使用可能会引起病原微生物变异，而引发新的感染性疾病；④易衰老、易分化。Hayashi 和 Sato 利用激素代替 FBS 对特定细胞培养分化是无血清培养的发展开端。无血清培养基的成分主要包含基础培养基、补充因子（激素、蛋白类、生长因子、贴壁因子等）。无血清培养基（serum free medium，SFM）是继天然培养基、有血清合成培养基之后研制的一类既能满足细胞在体外较长时间生长繁殖又无须添加任何动物源性血清，避免外源物质污染的合成培养基，是目前及未来生物工程领域的一大趋势。

无血清培养有着以下优点：①避免血清不同批次间的质量差异，避免血清毒性作用和污染。②无血清培养基成分明确，含量已知，避免血清组分对实验研究的影响。③组分稳定，可大量生产。

④不含有丝分裂原抑制剂，可以促进细胞增殖。⑤传代次数多，培养时间长，不易衰老，形成克隆较多。

研究结果表明，国内外利用无血清体系培养骨髓、脐带和脂肪来源间充质干细胞已成功应用于临床研究，用无血清培养基培养脐血间充质干细胞，经诱导后能形成具有典型神经元形态的神经细胞，神经元特异性烯醇化酶、神经丝蛋白、胶质细胞原纤维酸性蛋白均呈阳性表达。无血清培养的人脐带间充质干细胞的扩增能力、免疫抑制能力强于有血清培养的人脐带间充质干细胞。Saeyoung Park 等研究表明，用 5% 人卵泡液替代 10% FBS 的无血清培养基培养的 hAMSC 在形态、生长速度、核型、基因和表面标志物的表达等方面没有明显差异。研究还表明，无血清培养 hAMSC 可分化为外胚层的神经细胞以及内胚层的胰岛细胞，且增殖活力与分化潜能二者也表现相同的水平。

人脐带间充质干细胞的制备

4.3 间充质干细胞的基本生物学特性

MSC 的生物学特性包括以下方面：MSC 的生长特点、表型特征和多向分化能力，可塑性，免疫调节能力，归巢和分泌的生物活性因子等。这些概念构成了 MSC 生物学特性的重要组成部分，深刻理解这些概念有助于更好地认识 MSC。

4.3.1 间充质干细胞的可塑性

在体内外适宜诱导条件下,MSC 可以分化为包括成骨细胞、成软骨细胞、成脂细胞、肌肉细胞等中胚层间质组织细胞。此外,还可跨胚层分化为外胚层的神经元、神经胶质细胞和内胚层的肝细胞等细胞类型。

长期以来学者认为 MSC 的分化潜能局限于 MSC 所在器官中常见的细胞类型。MSC 能跨谱系甚至跨胚层分化(转分化)的首次提出源于人和动物的全骨髓移植研究。1997 年,Eglitis 和 Mezey 报道小鼠骨髓 MSC 移植可以在成年小鼠脑中产生星形胶质细胞。之后有研究发现小鼠骨髓 MSC 移植到经注射肌肉毒素破坏的小鼠肌肉时可以生成骨骼肌细胞,表明小鼠骨髓 MSC 可以迁移到肌肉损伤部位并参与肌肉再生。在体内外适宜诱导条件下,MSC 还可以分化为外胚层的神经元、神经胶质细胞和内胚层的肝细胞等细胞类型(表 4.1)。

表 4.1 MSC 的可塑性

胚层	分化细胞类型
外胚层	神经元、星形胶质细胞、皮肤上皮细胞、皮脂腺细胞、视网膜色素上皮细胞
中胚层	成骨细胞、成软骨细胞、成脂细胞、成纤维细胞、肾小管上皮细胞、肠道上皮细胞、血管内皮细胞、心肌细胞、骨骼肌细胞
内胚层	肝细胞、肺泡上皮细胞

4.3.2 间充质干细胞的免疫调节特性

由于低表达主要组织相容性复合物分子-Ⅰ(major histocompatibility complex-Ⅰ, MHC-Ⅰ)和不表达 MHC-Ⅱ 或共刺激分子如 CD80、CD86 或 CD40,MSC 缺乏免疫原性,这一独特的特性赋予了

MSC 的同种异体移植的优势。临床研究大量采用 MSC 的另一个重要原因是其具有的免疫调节功能。通过与包括 T 淋巴细胞、B 淋巴细胞和树突状细胞（dendritic cells，DC）等各种免疫细胞的相互作用，MSC 还可调节免疫系统的功能。MSC 的免疫调节特性最早见于采用丝裂原（mitogen）和同种异体抗原刺激下的 T 淋巴细胞增殖的研究报道中，这些环境下 MSC 表现出抑制 T 淋巴细胞增殖的作用，MSC 呈剂量和时间依赖性模式调节 B 淋巴细胞的体外增殖、活化和成熟，还可通过 Jagged-1 介导抑制 NF-κB 信号提高环孢素 A 对 T 淋巴细胞的免疫抑制效应，MSC 可影响 DC 的发育。MSC 能够促进创面巨噬细胞由 M1 型向 M2 型转化，调控创面炎症反应，促进创面愈合。MSC 的免疫调节特性使得其在诸如糖尿病、肝脏疾病和自身免疫病的治疗方面具有很好的应用前景。

研究表明，MSC 可能通过由抑制分子程序性死亡-1（programmed death-1，PD-1）抑制性受体及其 B7 家族配体[PD-L1、PD-L2、B7H1、B7H4、细胞毒性 T 淋巴细胞相关蛋白-4（cytotoxic T-lymphocyte-associated protein-4，CTLA-4）]介导的细胞间接触机制抑制 T 淋巴细胞的增殖。此外，IFN-γ、IL-10 和前列腺素 E_2 的生成增加也参与了 MSC 的免疫调节功能。细胞程序性死亡-配体 1（programmed cell death-ligand 1，PD-L1）和 Fas 配体分子介导了 MSC 对丝裂原和同种异体外周血单个核细胞（peripheral blood mononuclear cells，PB-MNC）诱导的 T 淋巴细胞活化和增殖的抑制作用。据报道，通过减少由 T 淋巴细胞产生的 IFN-γ 并下调 T 淋巴细胞上的 CD38 和 HLA-DR 的表达或者通过增加 IL-10、TGF-β 和 IDO 的生成，MSC 可以抑制植物血凝素（phytohemagglutinin，PHA）抗原诱导的 T 淋巴细胞增殖。这些研究表明，可溶性因子和细胞间接触共同介导了 MSC 对免疫细胞的免疫抑制作用。体外研究发现，来自健康人和正常小鼠的 MSC 可以抑制 B 淋巴细胞的增殖、分化和抗体分泌。但也有其他研究表明 MSC 可诱导小鼠 B 淋巴细胞的增殖和分化。这些相互矛盾的结果最近得到证实，由 T 淋巴细胞产生的信号是 MSC 对 B 淋巴细胞发挥其免疫调节作用所必需的。

MSC/B 淋巴细胞/T 淋巴细胞交叉分泌的可溶性因子以及 PD-1 与其配体(PD-L1)之间相互作用的细胞间接触可能参与其中。越来越多的研究结果表明 MSC 能抑制 B 淋巴细胞向浆细胞分化。

根据损伤部位微环境的炎症环境不同,巨噬细胞可极化为“经典活化”的 M1 型巨噬细胞和“选择性活化”也称“替代活化”的 M2 型巨噬细胞。体外研究发现,在脂多糖(lipopolysaccharide,LPS)和 γ 干扰素(IFN-γ)诱导条件下可促使 M0 型巨噬细胞向 M1 型巨噬细胞极化,提高氧化代谢物如诱导性一氧化氮合酶(inducible nitric oxide synthase,iNOS)水平,并大量分泌 IL-12、IL-1β 和 TNF-α 等促炎和免疫激活因子;而在 IL-4、IL-13 诱导下可以驱使 M0 型巨噬细胞向 M2 型巨噬细胞极化,此时巨噬细胞高表达 Arg-1、CD206、IL-10、TGF-β 等抗炎和免疫调节因子,以及亲胆碱能神经元因子(cholinergic neurotrophic factor,CNTF)、胰岛素样生长因子(insulin-like growth factor,IGF)、表皮生长因子(EGF)等神经营养因子,发挥抑制炎症作用。有研究表明,MSC 体外可阻抑由 LPS 诱导的 M0 型巨噬细胞向 M1 型分化,并促进向 M2 型巨噬细胞极化。

树突状细胞(DC)是机体免疫系统中最强有力的一种专职抗原呈递细胞,通过帮助激活 T 淋巴细胞和 B 淋巴细胞,在哺乳动物的固有免疫和适应性免疫之间起联络作用。MSC 通过分泌的可溶性因子以及细胞间接触信号转导(可能涉及 Notch 信号转导)发挥其对 DC 的作用。体外实验表明,MSC 抑制 $CD34^+$单核祖细胞分化为 DC。MSC 可降低未成熟 DC 上共刺激分子的表达。因为 DC 不是固有免疫系统负责吞噬作用的主要细胞,MSC 对 T 淋巴细胞和 B 淋巴细胞的刺激调节作用一定程度上由 DC 介导。MSC 对 DC 的免疫调节作用,可为多种免疫疾病的治疗研究带来新的思路。

4.3.3 间充质干细胞的归巢

归巢是细胞迁移和植入组织中并在特定的组织中发挥局部的功能效应的过程。归巢是一个迅速完成的过程,通常在数小时或 1 ~2 d 内完成,不涉及细胞增殖,不同分化阶段的细胞均可完成这个过程。MSC 的归巢是指细胞穿越血管内皮细胞到达特定组织的过程。已有大量的动物实验研究报道采用全身或局部给予研究 MSC 的归巢,越来越多地采用各种病理情况下的实验发现 MSC 可选择性地归巢到损伤部位,例如,采用高敏感性的联合单光子发射计算机断层扫描(single photon emission computed tomography, SPETCT)证实 MSC 可归巢到急性心肌梗死部位,损伤部位高浓度的炎症趋化因子可能是导致 MSC 偏爱于迁移到缺血和损伤部位的原因。组织损伤可释放趋化因子,而 MSC 表达一些趋化因子受体。其外迁移实验表明,MSC 的迁移能力受控于一组受体酪氨酸激酶如血小板衍生生长因子(PDGF)和胰岛素样生长因子-1(IGF-1)以及趋化因子如 CCR2、CCR3、CCR4 和 CCL5。

MSC 归巢中的细胞迁移过程由几个不同的步骤组成,并以血流中的循环干细胞和血管内皮之间的阻力和黏附力相互作用开始。这个步骤通常与趋化因子诱导的整合素激活、循环干细胞与内皮的紧密黏附以及随后的跨越有关。MSC 表达大量的黏附分子,包括整合素和选择素。异二聚体蛋白 α_4/β_1-整合素也被称为极迟发抗原-4(very late activation antigen-4, VLA-4),是整合素家族和介导细胞-基质或细胞-细胞相互作用的细胞表面黏附分子的成员。这些相互作用通过血管细胞黏附分子-1(VCAM-1)与纤连蛋白的 V 区结合来实现的。研究表明,α_4/β_1-整合素是介导 MSC 归巢过程中初始相互作用,滚动和牢固黏附的整合素之一。通过 α_4/β_1-整合素与 VCAM-1 相互作用可介导 MSC 与内皮细胞黏附。

研究发现,MSC 的迁移能力受到许多生长因子如 PDGF、IGF-1 的调控。各种趋化因子如 CCR2、CCR3、CCR4 和 CCL5 也参与了归巢过程。研究表明,MSC 动员和随后迁移到损伤部位取决于局部和全身炎症微环境的状态。迁移过程很大程度上取决于趋化因子的吸引力。基质细胞衍生因子-1(SDF-1)是该过程中的关键分子,也称为趋化因子配体 12(CXC 基序)[chemokine(CXC motif) ligand, CXCL12],在各种细胞和组织中广泛表达,通常由促炎因子如 TNF-α 和 IL-1 诱导产生。SDF-1 的受体为 CXC 趋化因子受体-4

(CXC chemokine receptor-4,CXCR-4),SDF-1 与 CXCR4 相互作用在 MSC 的迁移过程中起着重要的作用。研究证实,MSC 在培养过程中可能获得或丢失某些表面受体,这可能影响其归巢能力。CXCR4 在骨髓和缺血组织中高水平表达,但在培养后则会从 MSC 表面消失。然而,低氧培养条件可以增强 CXCR4 和 CX3CR1 的表达,并且在培养体系中添加一定的细胞因子可提高 MSC 的 CXCR4 表达水平。

碱性成纤维细胞生长因子(basic fibroblast growth factor,bFGF)和基质金属蛋白酶(matrix metalloproteinase,MMP)也参与调节 MSC 归巢。但是,不同浓度的 bFGF,其功能可能对 MSC 归巢有完全相反的作用。研究表明,低浓度的 bFGF 促进细胞的黏附,而高浓度则具有相反的效果。MMP-2 是 MSC 表达的另一种活性分子,参与基底膜主要成分Ⅳ型胶原的降解,与 MSC 跨内皮细胞的迁移过程有关。

4.3.4 间充质干细胞分泌的生物活性分子

早期研究认为,间充质干细胞(MSC)的治疗潜能主要是由于归巢并分化、代替损伤组织,后来观察到移植的 MSC 大部分都停留在肝、脾和肺,到达损伤部位的数量不到 1%,同时在到达靶组织的 MSC 也在几天内大部分消失。紧接着研究者发现 MSC 的培养基在心、肺、肾以及神经元损伤的模型中起到了显著的保护作用,进一步用基因命运图谱技术显示再生的细胞来自于模型中存活的固有细胞,因此推测 MSC 可能是通过分泌营养因子以内分泌和旁分泌的方式促进组织修复,MSC 能够分泌多种可溶性因子如细胞因子、炎症趋化因子和生长因子等促进创面再生愈合(表 4.2)。

表 4.2 MSC 分泌的生物活性分子

分类与作用	生物活性分子
免疫调节	IL-6,HGF,IDO,HO-1,TGF-B_1,NO,HLA-GS,PGE_2 等
促血管生成	VEGF,FGF,IGF,HGF,MCP-1,SDF-1,PIGF,IL-6 等
抗凋亡	SYC1,HO-1,TNF-α,IL-B,GNDF 等
细胞迁移	SDF-1,HGF,IGF,SCF,LIF,CCL 家族,CXCL 家族等

2010年Lai等分离了这些起修复作用的营养因子，首次证实了间充质干细胞外泌体（MSC-exosomes）的存在，并认为是MSC旁分泌效应的关键因子，几乎能够发挥与MSC类似的生物学效应。MSC-exosomes是MSC在生理或者病理状态下分泌的直径在40～100 nm的同质性囊泡，由与细胞质膜相同的脂质双分子层包裹的亚细胞结构，含有丰富的蛋白质、脂质、微小RNA（micro RNA，miRNA）、信使RNA（messenger RNA，mRNA）和DNA等活性物质，它们像是信号储存池，通过交换蛋白质和基因信息的方式，促进细胞间信息沟通，调节免疫、炎症反应，促进损伤细胞自我修复，在干细胞与损伤细胞信息交流中发挥关键作用。不同来源和不同状态的MSC分泌的外泌体的组分存在有差异，Lai等通过液相色谱-质谱联用分析三簇不同间充质干细胞来源的外泌体，分别检测到了379、432、420种蛋白，而只有154种蛋白是共同存在的，其他的蛋白存在细胞特异性。对这些蛋白进行聚类分析后显示不少蛋白都有生物学效应。外泌体内的核酸主要有mRNA、miRNA、tRNA、snoRNA、vaultRNA、YRNA等，其中miRNA在外泌体中也呈现了细胞特异性。研究表明，miR-143与脐带来源的间充质干细胞的免疫调节功能有关，tRNA半分子也是在MSC-Exos中高表达的一种小分子RNA，在不同状态下的MSC，其外泌体携带的tRNA半分子也各不相同。外泌体内容物的不同，可体现来源细胞的分化方向及生理病理状态，在果蝇的发育过程中，细胞分泌膜表面带有Wnt蛋白的外泌体，通过远距离扩散与靶细胞表面受体结合，可调节细胞分化，相同组织细胞在不同生理病理状态下，所分泌的外泌体总量及内容物的成分也有明显差异。大鼠急性肾损伤模型中尿液源性外泌体的胎球蛋白A含量较正常对照大鼠增加50倍。与MSC比较，MSC-exosomes具有的优势为：①可直接与靶细胞发生融合发挥生物学效应，作用效率高；②能够在-70 ℃长期稳定保存，内含有效成分受exosome脂质膜保护，不易被破坏，且便于运输；③使用时间易于掌握，使用浓度、剂量及途径易于控制；④没有移植细胞带来的免疫排斥反应和肿瘤形成风险；⑤避免了直接应用MSC造成的血管栓塞并发症等。近年来，通过外泌体转运和呈递抗原以调节免疫应答的研究也受到关注，这对于各种损伤性疾病的炎症免疫调节治疗具有重要的理论价值和应用前景。

4.4 间充质干细胞在创伤愈合中的作用

近年来，间充质干细胞（MSC）在创面再生愈合方面的研究受到极大的关注，已成为继药物和生物制剂以外的新的极具潜力的临床治疗新手段。自体或同种异体 MSC、基因修饰的 MSC 和培养于支架材料中 MSC（组织工程）已被广泛地用于这些治疗策略的研究中。

MSC 通过旁分泌效应发挥组织再生修复作用是近年来的研究热点，这些研究多采用酶联免疫吸附试验（enzyme-linked immunosorbent assay，ELISA）或芯片技术鉴定 MSC 分泌的生物活性因子。研究发现 MSC 还显示出很强的抗炎和免疫抑制活性。移植 MSC 可能通过旁分泌作用抑制组织损伤部位细胞的凋亡并增强原位细胞的增殖发挥治疗作用。研究表明，从胎盘分离获得的 MSC（PMSC）可分泌 IL-1Ra、IL-6、IL-8、IL-10、IL-11 和 IL-15，并可在趋化因子如基质细胞衍生因子-1（SDF-1）、血小板衍生生长因子（PDGF）、肝细胞生长因子（HGF）和单核细胞趋化蛋白-1（monocyte chemotactic protein-1，MCP-1）作用下迁移到组织损伤部位。在混合淋巴细胞反应分析中来源于骨髓间充质干细胞（BMMSC）的条件培养基具有很强的免疫抑制特性。这一免疫调节效应是通过抑制 TNF-α 和 IFN-γ 的表达从而抑制 T 细胞的增殖，并因此提高了 IL-10 的水平有关。此外，MSC 还具有下调 T 细胞促炎因子的表达并诱导产生调节性 T 细胞的能力。

鉴于 MSC 移植在不同疾病以及同一疾病不同阶段表现出来的不同生物效应（如在炎症期，损伤组织和炎症细胞释放的炎症因子和趋化因子可促进 MSC 迁移归巢到创面，MSC 能够发挥抗炎、抗凋亡、促进修复细胞增殖和胶原的产生加速创面愈合等生物学效应；

在增殖期，MSC 发挥促进创面血管形成、促进修复细胞的增殖，以及抗菌效应等加速创面愈合；而在重塑期，MSC 则通过上调抗纤维化因子，下调促纤维化因子等调控创面中Ⅰ、Ⅲ型胶原比例等实现创面的塑形改造），因此以往假定移植 MSC 主要是通过长期体内植活和分化发挥作用的观点已被新的假说所替代，也即 MSC 对创伤和疾病组织、器官的治疗作用主要是通过旁分泌机制来实现的。这一新的 MSC 修复作用模式包括分泌生长因子、细胞因子和激素的旁分泌作用介导的细胞与细胞的相互作用，释放含修复作用的肽与蛋白、信使 RNA（mRNA）和微小 RNA（miRNA）的细胞外囊泡（extracellular vesicles，EV）或者外泌体（exosome）等作用机制。

持续性的炎症反应是慢性创面治疗中的最大障碍，当创面炎症反应处于最低状态时也是创面愈合的最佳环境。在创伤愈合过程中 MSC 具有调节宿主免疫细胞的能力。MSC 通过释放免疫抑制因子抑制宿主 T 细胞和 B 细胞以及 NK 细胞的增殖，这些特性使得 MSC 成为难治性创面治疗理想的种子细胞类型，MSC 可通过炎症调节作用推动创面跨过持续性的炎症状态。MSC 具有低免疫原性和免疫抑制作用特点，加之易于获取、扩增和储存等优势，使得从健康供者获取 MSC 的异基因移植成为可能，这对于存在慢性创面的年长个体，以及患有糖尿病和自身免疫病的患者尤其重要。这些研究表明，对于如糖尿病等疾病情况下宿主内源性的 MSC 可能存在缺陷时，采用同种异体（异基因）MSC 治疗慢性创面可能是一种可行的策略。慢性创面的微环境也即异常的炎症状态导致了创面难以愈合，适合采用 MSC 进行治疗。然而也有研究显示，随着 MSC 发生分化，这种免疫豁免特性也将随之丧失，并导致宿主对移植的异基因 MSC 出现免疫排斥反应。制备异基因 MSC 具有相对经济性，制备一次可供许多患者使用，花费上反而比自体 MSC 移植更为经济。最近，有报道表明 MSC 的抗菌作用结合含银敷料一起使用可改善因炎症导致的创面不愈合。

胞外基质过度沉积导致瘢痕形成是影响创面修复的另一重要问题。MSC 的抗炎作用可降低纤维化并因此减轻瘢痕的形成。

MSC 可以感知微环境的炎症程度，并通过释放生长因子、细胞因子和其他调节成分发挥减轻炎症状态的应答作用。如果 MSC 治疗起效，创面炎症则得以降低至恰当的水平，使得创面修复进程得以继续并改善创面愈合后的皮肤张力和瘢痕质量，减少创面复发的发生。体内外的实验研究显示，MSC 可分化为角质细胞、成纤维细胞、内皮细胞和脂肪细胞。MSC 直接注射到切除皮肤的创面可分化为多种皮肤细胞类型并填补创面。MSC 在缺氧诱导下（如急性创面和血管化不良的慢性创面）可快速动员到创面附近。再血管化或血管新生（angiogenesis）是创面修复过程中的重要事件，在创面修复过程中，会爆发性地出现一波新血管化和血管新生过程，在创口肉芽组织中形成微血管的网络结构。MSC 通过分泌生长因子驱动血管新生并引导细胞与细胞的相互作用。体内外研究表明，MSC 可释放血管内皮生长因子（VEGF）和低氧诱导因子-1α（hypoxia-inducible factor，HIF-1α），这些关键的因子在创面愈合过程中起到了驱动血管新生的重要作用，创面修复过程中不能保持血管新生是导致发展成慢性创面的原因。

研究表明，MSC 可通过旁分泌因子包括血管内皮生长因子-A（VEGF-A）、表皮生长因子（EGF）、角质细胞生长因子（KGF）、基质细胞衍生因子-1（SDF-1）、胰岛素样生长因子-1（insulin-like growth factor-1，IGF-1）和血管生成素-1（Ang-1）等吸引巨噬细胞、角质细胞、真皮成纤维细胞和内皮细胞募集到创面部位，有助于创面部位的血管新生，刺激真皮成纤维细胞生成胶原，降低细胞凋亡、炎症反应和瘢痕的形成。来自 MSC 的条件培养基可调节并促进创面愈合。

在创面愈合炎症期，MSC 可通过增加抗炎因子 IL-10、IL-4 和转化生长因子-β（TGF-β）的表达，降低局部的常见促炎因子如 TNF-α 和 IFN-γ 的表达水平来减轻创面环境中的炎症反应水平。此外，MSC 还可有效地抑制对于创伤应答的活化 T 细胞的招募与增殖。因此，MSC 的抗炎特性有助于创口进入创面修复的下一阶段并避免演变成慢性不愈合的创面，由趋化因子产生的信号可引导 MSC 迁移到损伤部位，这一应答反应由活化的基质金属蛋白酶介导。

炎症期及增殖期创面的另一特点就是由于损伤组织中的血管破裂和局部组织细胞的氧气消耗增加使得损伤组织处于低氧状态。在人体的大多数组织中，细胞感受到的氧浓度要比大气中的氧浓度（20%～21%）低得多，其变化范围介于高血流灌注组织的14%到灌注相对低的如骨髓组织的1%，氧浓度是组成干细胞龛的成分之一。通常，BMMSC微环境中的氧浓度为1%～3%的水平，人脂肪来源干细胞/基质细胞（human adipose-derived stem/stromal cells，hASC）面临的氧浓度为5%～9%。细胞对氧浓度变化的应答主要是通过低氧诱导因子-1α（HIF-1α）的作用，在大气环境的氧浓度下这一高度保守的蛋白将会降解，但在低氧环境下则稳定存在并可促进靶基因的活化，如血管新生和创面愈合相关基因VEGF、PDGF、TGF-β_3、TGF-β_1、SDF-1和bFGF。尽管采用低氧环境下的细胞培养研究报道不多，但越来越多的研究工作显示MSC在低氧环境下培养可提高MSC的增殖、集落形成和存活率，并显著提高细胞的外分泌能力。Chen等研究发现，2% O_2低氧环境下培养可提高BMMSC的bFGF、VEGF-A和IL-6/IL-8的表达与分泌，由此诱导角质细胞、成纤维细胞、内皮细胞和单核细胞的增殖与迁移。体内实验也证实了局部应用低氧培养的BMMSC的条件培养基对全层皮肤切取模型的治疗作用，与正常氧浓度条件下培养的BMMSC获得的条件培养基相比，可提高细胞的增殖、新血管形成和巨噬细胞的募集能力。低氧环境下培养BMMSC获得的条件培养基中VEGF和bFGF水平提高，有助于提高皮肤创面的愈合能力，并且愈合后的皮肤收缩性能也得到改善。低氧环境下培养的羊水来源的羊水间充质干细胞（amniotic fluid mesenchymal stem cells，AF-MSC）的条件培养基VEGF和TGF-β_1的含量增高，体外可诱导人真皮成纤维细胞（human dermal fibroblasts，hDFb）的迁移，这一效应可以通过抑制TGF-β/SMAD2和PI3K/AKT通路而得到逆转，说明在氧环境下培养的条件培养基增强创面的愈合效应部分与成纤维细胞的募集和迁移有关。总之，这些研究表明低氧环境下培养MSC可改变细胞的分泌模式,并通过旁分泌影响其他细胞和增殖从而影响创面愈合过程。

在增殖期,恢复表皮的完整性也即再上皮化是创面彻底修复的关键问题。缺乏再上皮化的创面即使其下的组织已完全修复也不能视为创面愈合。创面愈合的再上皮化阶段上皮细胞可迁移到创口部位,覆盖肉芽组织并在创面中央汇合,且停止迁移完成再上皮化。然而,对于糖尿病、大面积烧伤患者,创面愈合达到良好的再上皮化还是一个具有挑战性的问题。病理性的创面愈合可分为两类:过度的创面愈合导致的增生性瘢痕和不完全的创面愈合导致的慢性创面。这些异常的创面修复多数都与受损的再上皮化伴行。因此,开发能够减轻这些病理性的创面愈合的方法以促进创面的再上皮化和完全愈合显得极为必要。目前的研究资料表明,MSC 参与了再上皮化过程,是解决因糖尿病、创伤、烧伤和各种其他原因导致的创面愈合受阻的具有前景的治疗手段。在创口部位,MSC 通过多种机制包括炎症环境的调节、增强血管新生、促进角质细胞的迁移和募集其他宿主细胞而有利于肉芽组织生成良好的血管,以及调控上皮-间质交互影响等促进创面的再上皮化和减轻瘢痕的形成。

持续性的炎症状态是皮肤慢性创面和增生性瘢痕的主要特征之一。在创面修复过程中,MSC 主要通过旁分泌信号途径对炎症细胞进行免疫调节。之前的研究证实,MSC 可抑制 T 细胞,活化巨噬细胞,募集中性粒细胞,是降低炎症反应的关键机制。MSC 还具有抗菌效应,是降低创面过度炎症反应的另一机制。在从炎症阶段转入下一创面修复阶段的过程中,巨噬细胞经历了一个变化为 2 型抗炎表型细胞的转化过程,表现为抗炎细胞因子表达水平的升高同时促炎细胞因子表达下调的过程。此外,巨噬细胞还可通过减少创面细菌的数量、提高创面的血管新生,提供基质沉积和产生大量的活化角质细胞、成纤维细胞和内皮细胞所需要的生长因子而对创面的愈合起到积极的正面影响。然而,在持续性的炎症环境下,巨噬细胞受到异常调节转变为促炎表型的 1 型巨噬细胞,损害创面的再上皮化进程。创面炎症环境可激活 MSC 启动其免疫调节效应。首先,MSC 通过旁分泌调节巨噬细胞从1型促炎型巨噬细胞重编程为2型的抗炎型巨噬细胞。活化的2型巨噬细胞具有降低其炎症因子表达和提高抗炎因子信号的能力。其次,MSC 抑制T细胞增殖以减少创面炎症反应,这个过程依赖于 MSC 介导的T细胞和巨噬细胞分泌 IL-10。此外,MSC 可调节 TNF-α 的分泌以减轻过度炎症效应并降低炎症阶段 NK 细胞的功能,降低 IFN-γ 的活性。最后,MSC 通过分泌前列腺素 E_2(PGE_2)继而诱导T细胞和巨噬细胞提高 IL-10 的表达从而具有抗瘢痕形成的特性。IL-10 通过下调 TGF-β 的表达、重编程创面成纤维细胞使其更适合细胞外基质(extracellular matrix,ECM)的重塑,以及下调炎症细胞因子如 IL-6 和 IL-8 的表达以防止创面过度的胶原沉积,从而表现出抗瘢痕形成的效应。

创面的再上皮化主要依赖角质细胞的迁移、增殖和分化以及与成纤维细胞、内皮细胞和其他皮肤细胞的交互作用。这些细胞的任何功能异常均可导致再上皮化的抑制或延迟。研究表明特定条件下 MSC 可分化为角质细胞以促进再上皮化。Chen 等报道 GFP 标记的 MSC 用于小鼠创面的治疗体内可再生表皮。静脉注射大鼠5-溴-2′-脱氧尿苷(BrdU)标记的同种异体 BMMSC 到全层皮肤创面显示移植的 BMMSC 可分化为肉芽组织中的内皮细胞和再生皮肤中的表皮细胞,MSC 可释放包括 IGF-1、EGF、KGF 生长因子和丝裂原促进体外成纤维细胞、角质细胞和内皮细胞的增殖,MSC 还可以增强内源性角质细胞的增殖并增多皮肤附属器样结构的数量。这些结果显示了移植 MSC 可显著提高创面修复的再上皮化速度、表皮脊的数量和再生表皮的厚度。

再血管化是创面修复过程的重要组成部分,可提供参与创面修复的细胞以充足的营养和氧气需要。正常情况下,损伤可刺激内皮细胞增殖,但是一些有害的刺激包括糖尿病和烧伤可抑制内皮细胞的增殖并促进其凋亡。MSC 可分化为内皮细胞以产生新的血管,并可产生大量的促血管新生因子帮助重建创面的血供。这些因子中最引人注目的是 VEGF,是一种由 IL-6 和 TGF-β 调节分泌的一种极强的促血管新生的细胞因子。研究还发现,MSC 的条件培养基可促进体外血管新生。用 BMMSC 条件培养基治疗皮肤创面可提高内皮细胞系细胞(表达标志物 $CD34^+$、$Flk\text{-}1^+$或 $C\text{-}kit^+$细胞)的数量,表明 BMMSC 条件培养基可促进内皮细胞和内皮祖细胞募集到创面部位。最近的这些研究表明,MSC 可通过旁分泌途径增加角质细胞和内皮细胞的增殖并减少细胞凋亡,以修复主导再上皮化过程的关键细胞——角质细胞和内皮细胞的功能。

理想的创面修复过程应是胶原合成与降解保持良好的平衡。然而,很多情况下皮肤创面修复出现严重失调,导致真皮组织中胶原过度沉积和肌成纤维细胞过度增殖为特征的增生性瘢痕的形成。另外,增生性瘢痕表皮中的角质细胞被激活并产生生长因子,以此影响炎症应答反应,持续性的角质细胞激活预示角质细胞迁移和增殖异常,以及导致的异常上皮-间充质相互作用也是增生性瘢痕形成的重要原因。研究发现在创面愈合塑形期,裸鼠植皮第 7 周移植 hASC,则能够明显上调 TGF-β_3、下调 TGF-β_1 的表达,减少创面瘢痕(纤维化)形成。王达利等也证实,在兔耳瘢痕模型上皮化完成后的创面塑形期移植 MSC 能够明显下调创面 TGF-β_1 和上调核心蛋白多糖(decorin,DCN;一种天然的 TGF-β 抑制剂)的表达以及干预塑形期上皮-间质交互影响,改善上皮及真皮的构筑发挥拮抗增生性瘢痕的形成的生物学效应。进一步将 MSC 与临床来源增生性瘢痕成纤维细胞在体外共培养发现,MSC 能够明显下调增生性瘢痕成纤维细胞的 α-平滑肌肌动蛋白(α-SMA)的表达和上调成纤维细胞 DCN 的表达发挥其抗纤维化作用。Wu 等研究表明,BMMSC 移植可抑制因博来霉素诱导的皮肤瘢痕形成。Liu 等报道采用人 BMMSC 治疗兔增生性瘢痕发现 MSC 的治疗效应与其分泌抗炎蛋白 TNF-α 刺激蛋白-6(TNF-alpha-stimulated protein-6,TSG-6)有关。

MSC 被广泛应用于组织工程皮肤的种子细胞来源,最近的研究主要关注于 MSC 在组织工程化皮肤中的应用。例如,用 MSC 细胞膜片移植小鼠全层皮肤缺损创面可通过分化为内皮细胞和表皮细胞提高创面愈合效果。另一研究采用人 BMMSC 培养于含高聚物聚N-异丙基丙烯酰胺[poly(N-isopropylacrylamide),PNIPAAm]明胶支架中,并作为皮肤再生移植物进行移植,移植后作为表皮再生指示物的人角化蛋白和钙黏着蛋白显著上升。这些实验观察到的结果表明,BMMSC可分化为表皮细胞并完成皮肤再上皮化。将脐带MSC培养于胶原-壳聚糖支架表明可成功诱导脐带MSC向表皮细胞分化。动物实验显示,这一表皮替代物可通过增强表皮和毛囊再生促进创面修复。BMMSC还可作为饲养层细胞支持自体角质细胞扩增以制备表皮膜片用于烧伤的治疗。这些研究表明,MSC可作为皮肤替代物构建的理想种子细胞来源,并且MSC恢复表皮的特性可促进和提高皮肤的再上皮化。

4.5 MSC移植的方式与途径

MSC移植方式与途径是干细胞临床转化应用研究的一项挑战和关注点,目前MSC移植的方式主要有全身静脉输注和局部移植两种。在创面愈合中是否需要持续的干细胞植入,移植的时机、细胞数量,尤其是静脉输注时高数量级细胞的密度(浓度)及输注的速度等尚有待研究确定。另外,供体的免疫原性和创伤部位的微环境状况也影响MSC移植的效果。

MSC的全身应用是模拟内源性MSC的方式,将MSC输注到静脉内,通过血液循环系统的转运,最终使其归巢到治疗的靶组织。在血管系统的转运过程中,部分MSC可能临时或长期地存留于肺、肝、脾等脏器中,使最终到达靶器官的MSC数量减少或延迟。另外,MSC到达靶器官后还要从血管系统进入结缔组织基质中才能发挥其作用。目前这种方法多用于全身系统性疾病或心、肝等不易直接应用于靶器官的内脏器官病变,也有个别报道用于大面积烧伤或糖尿病足创面的治疗。

对于创面的治疗,局部给药是比较理想的给药途径。临床前以及临床研究已证实了MSC局部给药治疗创面的优越性。然而,创面的低氧、氧化应激和炎症反应状况,感染、水肿等微环境状况不利于移植的干细胞发挥作用。为提高细胞的植入水平并提高治疗效果,一系列的细胞导入替代手段得到研发应用。基于生物支架的细胞搭载给药方式是干细胞移植研究领域越来越普遍采用的一种技术。包括胶原蛋白、透明质酸和其他天然来源或人工合成材料,这些材料除保护干细胞外还具有引导种植其中的干细胞的空间分布作用,在创面治疗应用时除起到覆盖创面的作用外还模拟了干细胞龛的功能。动物模型研究显示,干细胞可加速创面愈合并与支架材料具有协同效应。Rustad 等的研究发现干细胞通过水凝胶搭载给药可使干细胞保持更长久的活力并增强移植效率。创面采用水凝胶搭载的 MSC 治疗可通过提高创面 VEGF 和其他促血管形成细胞因子的表达水平明显增强血管新生。此外,ASC 搭载于生物支架材料后用于治疗可提高细胞活力,因此,支架负载干细胞有可能提高干细胞的效能。O′Loughlin 等采用含异基因骨髓间充质干细胞(BMMSC)的胶原支架填充于糖尿病兔耳溃疡创面上,研究结果表明含有 BMMSC 的胶原支架能促进溃疡愈合及血管生成。Lin 等也将 ADMSC 接种到具有生物相容性及热敏性的水凝胶 Pluronic F127 上,并填充治疗糖尿病足溃疡(diabetic foot ulcer,DFU),结果显示这一策略有助于增强血管生成并促进创口愈合。采用种植于含支链淀粉-胶原蛋白基质的特殊生物支架中的 MSC 可保护 MSC 干性相关基因的表达并显著提高创面的愈合速度。进一步研究表明,含支链淀粉-胶原蛋白基质的特殊生物支架可消除缺血创面的自由基,降低创面的氧化应激水平并提高移植细胞的寿命。

为提高干细胞的导入效率和治疗效果,可针对支架材料的结构与组成进行修饰。改变支架孔隙的结构可为用户个人定制用于干细胞治疗和不同创面所需的支架材料。最近有研究表明,对支架材料中分子间的力学和特性进行修饰可引导干细胞的增殖与分化。除了支架材料本身,在支架材料中加入生长因子、小分子物质、抗炎和(或)抗氧化物质、质粒或其他载体则可进一步调节干细胞的活性和创面修复作用。这些"聪明"的材料具有极强的调节干细胞存活和再生活性的能力。基于材料的细胞治疗技术对于年长的患者更为适宜,因其天然存在的干细胞是存在功能缺陷的细胞。

4.6 间充质干细胞促进创面修复的临床研究

在世界范围内随着人口的老龄化,糖尿病、肥胖和血管疾病发病率还将继续攀升。发展中国家用于慢性创面的治疗和护理花费占到了总的医疗预算的2%~3%。慢性创面还会带来一系列的社会心理问题,如失去活动能力、机体功能的减退、生活质量差以及不能参与工作等。对于慢性创面的治疗强调如下问题:①发现和确定引发慢性创面的影响因素;②对创面进行最佳的管理;③针对创面发展的不同时期采取相应的处置对策。目前在寻找更为有效的慢性创面治疗措施方面还未取得大的进展。3 种主要的慢性创面类型,即下肢静脉性溃疡、糖尿病足溃疡和压力性损伤(压疮)是细胞治疗研究的主要努力方向。

一项针对至少 1 年的传统治疗方法无效的慢性下肢溃疡患者的临床试验结果表明,采用胶原基质负载自体 BMMSC 治疗可使创面缩小,血管化水平提高,真皮厚度增厚。尽管 BMMSC 的植入率不高,但因治疗慢性创面溃疡上采用 BMMSC 已有成功的应用报道,使得 BMMSC 依然是创面修复应用的金标准。

已有的研究表明,MSC 可通过多种机制促进创面的再上皮化和皮肤创面的修复。采用 MSC 应用于皮肤创面再上皮化的几项临床研究显示,MSC 可通过旁分泌信号和分化促进皮肤的再上皮化。2008 年,Yoshikawa 等采用含自体 BMMSC 的移植物治疗 20 例不同原因的不愈合创面,通过组织学检测,18 例患者皮肤创面获得了完全的再上皮化。同样,采用同种异体非糖尿病来源的 MSC 种植于明胶支架中用于治疗不愈合的糖尿病足溃疡,结果可增加血管新生和提高再上皮化,溃疡也得以缩小。这一工作也是首次采用创面 MSC 移植概念的成功尝试,作者首先关注的是低位肢体远端慢性溃疡,随后发现这一策略对其他类型的创面也有帮助。肢体远端不愈合溃疡采用自体 BMMSC 移植可显著改善临床症状,包括创面变小，无痛行走距离变远，同时移植后肝、肾功能保持正常，下肢血液灌注也得到明显的改善，并大大降低了截肢率。含自体 BMMSC 的生物移植材料在糖尿病足溃疡(DFU)患者中的治疗应用可减小溃疡创面面积并提高真皮的血管化和厚度。通过肌内注射自体 BMMSC 移植 6 周后，伴有双侧严重肢端缺血和足溃疡的 2 型糖尿病患者的溃疡愈合率显著提高。经过 24 周的随访，患者在无痛行走时间、肢体的灌注情况、踝肱指数(ankle brachial index，ABI)、经皮氧分压(percutaneous oxygen partial pressure，$PtcO_2$)和磁共振血管成像(magnetic resonance angiography，MRA)检测方面均有显著改善。有研究报道，采用股四头肌肌内注射移植同种异体 UCB-MSC 可改善 DFU 患者的临床症状。参与此项研究的所有患者血糖降低，胰岛素使用量减少，血清中 C 反应蛋白(C-reactive protein，CRP)和 TNF-α 水平降低，而 VEGF 和 $CD4^+CD25^+FoxP3^+$ Treg/Th17 细胞比值及 $CD4^+CD25^+FoxP3^+$ Treg/Th1 细胞比值升高，且患者血清中 Treg/Th17 比值与 VEGF 和 IL-6 的水平之间具有相关性。值得注意的是，一项针对严重肢端缺血(critical limb ischemia，CLI)患者采用 UCB-MSC 肌内注射治疗的研究在观察到具有改善临床表现的同时，在部分患者治疗过程中也发现了一些不良反应。出现的不良反应包括全身荨麻疹、腹泻、口腔溃疡以及血清肌酐升高，好在出现的不良反应均不太严重，在给予一定的处理后或自行缓解消失。最近，有采用纤维蛋白负载的 MSC 可促进硬皮病(系统性硬化)指尖溃疡在 4 周内得以修复的研究报道，成为组织工程与 MSC 联合应用的具有代表性的有益尝试。MSC 治疗的安全性已得到研究证实，但 MSC 转化与致瘤性仍需引起研究者的重视，需要新的、大样本的临床对照试验以确保 MSC 使用的安全性。目前采用 MSC 治疗慢性创面的研究还存在一些局限与挑战。

MSC 除了在创面治疗中具有的优势和良好的应用前景外，还存在一些潜在的局限性问题，包括细胞给药方式、细胞活力、制备的 MSC 的异质性、创面微环境的影响以及使用 MSC 的长期安全性评价。用于治疗的不同的 MSC 来源也会存在很大的差异性，采集自骨髓、脂肪组织和其他部位来源的MSC在细胞表面标志表达、分化潜能和免疫调节能力上均存在明显的差异性。就细胞治疗策略而言，针对不同治疗目的选用不同来源MSC也是需要重点考虑的因素。MSC的异质性是导致细胞增殖和分化差异的重要挑战。目前还缺乏可靠的MSC扩增和治疗应用指南可供借鉴应用。MSC用于慢性创面治疗的另一障碍是移植后细胞的存活率不稳定，影响了长期的治疗效果。

我们需要更好地了解MSC的作用机制，包括研究MSC与创面其他类型细胞的相互作用。还需要了解创面微环境（组织对创伤的应答结果）如何影响MSC的因子分泌（MSC对组织的应答反应）。理解了创面修复过程中如何调节MSC的细胞因子和生长因子分泌将有助于探索MSC上清是否可应用于创面修复当中。采用自体MSC治疗糖尿病慢性创面具有临床意义，但因糖尿病导致MSC的功能缺陷使得自体MSC的应用价值受到限制。糖尿病小鼠来源的MSC在加速糖尿病创面的上皮化、肉芽组织形成和血管新生方面均不如分离自非糖尿病小鼠的MSC。此外，糖尿病创面的微环境可直接影响MSC的功能。

开发基于细胞的治疗方法是一个复杂的过程，并应确保MSC使用过程中的安全性。有关的安全性策略包括采用符合GMP设施标准进行人源细胞的体外操作和制备，并对细胞冻存液、冷冻保护剂、冻存与复苏流程、细胞活力检测和细胞的包装与分发进行全过程的质量体系管理。MSC治疗应用中还应考虑以下方面：①细胞获取、检测、储存和随后应用的经济性问题；②干细胞的给药途径应当易于操作且无须使用复杂的实验室设备；③具有能胜任的实验室技术人员；④在涉及烧伤和（或）创伤时可及时获得用于治疗的干细胞。因此，解决上述问题和限制对于开展商业化的细胞治疗极为关键。尽管一些临床试验表明MSC可加快创口的闭合，提高创口的愈合强度，促进血管新生和降低炎症反应。然而采用MSC治疗创面的临床研究目前比较有限。细胞分离、收集、扩增与鉴定方法也有待深入研究探讨。探寻慢性创面MSC治疗的最佳时机和途径，

MSC在组织修复与再生中的作用机制及其有效性等具有重要意义。严格设计的大样本多中心临床试验对全面验证基于MSC的细胞治疗的安全性和有效性至关重要。过去20年来已就MSC特性进行了持续性的详细研究,也仅仅是近几年其临床的应用潜力才得以展现。MSC的特性表明其可以作为组织损伤修复、促进再生和组织微环境修复的重要工具。而在患者年龄、损伤范围大小、充足的细胞数量和不同的MSC细胞来源等方面是临床MSC治疗应用的关键点。实现MSC的临床治疗应用需要充分阐明这类细胞的生物学特性,并建立从已知来源和新来源组织的MSC成功分离方法,采用可靠、可重复性的体内外扩增MSC的方法。

目前有关MSC的认识水平还有如下欠缺:①对MSC的基本生物学特性的认识还不充分;②建立MSC准确的表型与形态学知识方面还有不足;③对MSC在不同组织中的体内分化和迁移能力的调控机制认识有限;④未来临床应用中需要解决MSC增殖能力和可获得性要求;⑤MSC在包括创面修复中的治疗作用机制有待阐明等。

在MSC应用于细胞治疗和再生医学领域时需要满足以下标准:①需要获得大量的细胞数(10^6~10^9个细胞);②采用痛苦小的细胞分离获取方法;③细胞具有广泛的多系分化潜能;④可进行自体或同种异体移植应用;⑤MSC的生产符合并遵循GMP要求。成功的细胞治疗还有赖于多种因素,包括对干细胞生物学的深入研究,获得良好的临床前研究的动物模型,需要建立基因修饰或基因转移的干细胞再用于治疗等。因此,在这些方法应用临床前还有诸多困难和障碍需要解决,但MSC细胞治疗的应用前景是美好和乐观的。

截至2017年12月31日,目前世界范围内在美国国立卫生研究院(National Institute of Health, NIH)临床研究数据库中(https://clinicaltrials.gov)注册开展的涉及MSC在创面治疗中的临床研究项目共计10余项(表4.3),其中有5项来自中国本土,另有来自美国、德国的各2项,以及以色列、荷兰、乌克兰和埃及各1项的临床研究注册项目。查阅中国临床试验注册中心网站(http://www.chictr.org.cn),目前暂无有关MSC治疗创面的临床研究注册项目。可见针对 MSC 在创面修复中的临床应用研究总体上还处于起步阶段,急待加强这一领域的工作。2015 年 7 月,原国家卫生和计划生育委员会、国家食品药品监督管理总局共同组织制定了《干细胞临床研究管理办法(试行)》和《干细胞制剂质量控制及临床前研究指导原则(试行)》,以促进和规范我国的干细胞临床研究,加强我国干细胞制剂和临床研究质量管理。该要求是我国干细胞临床研究走向规范化的重要政策保障。两个规范从干细胞临床研究的学术与伦理审查、项目备案管理、从事干细胞临床研究机构审核、责任主体、干细胞制剂的质量要求、干细胞制剂的质量授权人职责等进行严格的界定与监管,为保证我国干细胞临床研究的规范、健康发展和临床转化应用奠定了关键的法律基础,也为早日实现我国在干细胞包括 MSC 治疗创面药物零的突破指明了方向。

表 4.3 目前注册的间充质干细胞治疗皮肤创面愈合的临床试验

项目名称	受试者招募	治疗疾病	干预措施	研究发起单位	注册编号
脐带间充质干细胞复合凝胶治疗难愈性皮肤溃疡	完成招募	难愈性皮肤溃疡	脐带间充质干细胞复合凝胶	中国人民解放军总医院	NC702685722
搭载壳聚糖支架的间充质干细胞治疗糖尿病足溃疡	尚未招募	糖尿病足溃疡	搭载壳聚糖支架的间充质干细胞	埃及艾斯尤特大学	NCT03259217
自体间充质干细胞与单个核细胞治疗糖尿病足溃疡的比较	完成招募	糖尿病足溃疡	自体间充质干细胞治疗、单个核细胞	中国陆军军医大学第一附属医院	NCT00955669
PRG 联合自体骨髓间充质干细胞治疗糖尿病足溃疡	正在招募	糖尿病足溃疡	PRG 联合自体骨髓间充质干细胞	中国陆军军医大学第一附属医院	NCT03248466

续表 4.3

项目名称	受试者招募	治疗疾病	干预措施	研究发起单位	注册编号
异基因骨髓间充质干细胞治疗糖尿病足溃疡	尚未招募	糖尿病足溃疡	异基因骨髓间充质干细胞	以色列希巴医疗中心	NCT01686139
异基因骨髓间充质干细胞治疗系统性硬化症指尖溃疡	正在招募	系统性硬化症指尖溃疡	异基因骨髓间充质干细胞	荷兰乌得勒支大学医学中心	NCT03211793
脐带间充质干细胞治疗大面积皮肤创伤	完成招募	大面积皮肤创伤	脐带间充质干细胞	中国人民解放军总医院	NCT02669199
异基因间充质干细胞治疗皮肤二度烧伤	正在招募	皮肤二度烧伤	异基因间充质干细胞	美国迈阿密大学	NCT02104713
脐带间充质干细胞联合胶原膜治疗皮肤缺损创面	尚未招募	创伤、糖尿病足溃疡、烧伤	脐带间充质干细胞联合胶原膜	中国军事医学科学院华南干细胞与再生医学研究中心	NCT02672280
异基因 ABCB5 阳性间充质干细胞治疗慢性静脉性溃疡	正在招募	慢性静脉性溃疡	异基因 ABCB5 阳性间充质干细胞	德国波鸿鲁尔大学圣玛丽亚希尔夫医院（组长单位）	NCT03257098
IMP 联合异基因 ABCB5 阳性间充质干细胞治疗慢性静脉性溃疡	正在招募	慢性静脉性溃疡	IMPAPZ2 联合异基因 ABCB5 阳性间充质干细胞	德国波鸿鲁尔大学圣玛丽亚希尔夫医院（组长单位）	NCT02742844
异基因脂肪间充质干细胞复合去血小板血浆的纤维蛋白水凝胶治疗皮肤烧伤	正在招募	皮肤二度或三度烧伤	异基因脂肪间充质干细胞复合去血小板血浆的纤维蛋白水凝胶	乌克兰基辅市第二临床医院	NCT03113747

续表 4.3

项目名称	受试者招募	治疗疾病	干预措施	研究发起单位	注册编号
脂肪抽吸物治疗糖尿病足溃疡和慢性静脉性溃疡	未知状态	糖尿病足溃疡和慢性静脉性溃疡	脂肪间充质干细胞	美国华盛顿特区退伍军人医疗中心	NCT00815217

（王达利　章　涛　魏在荣）

参考文献

[1]陈璐,王达利,魏在荣,等.自体脂肪源性间充质干细胞局部移植对兔耳增生性瘢痕形成的影响[J].中华烧伤杂志,2016,32(10):582-587.

[2]张文夺,邓呈亮,郭常敏,等.人真皮间充质干细胞对增生性瘢痕成纤维细胞 α-SMA 和 DCN 表达的影响[J].中华整形外科杂志,2016,32(4):285-292.

[3]傅士博,王雪,温从吉,等.脂肪干细胞在皮肤创伤修复中的研究进展与应用前景[J].中华损伤与修复杂志(电子版),2012,7(1):80-83.

[4] MAXSON S, LOPEZ E A, YOO D, et al. Concise review: role of mesenchymal stem cells in wound repair[J]. Stem Cells Transl Med,2012,1(2):142-149.

[5] TAKASHIMA Y, ERA T, NAKAO K, et al. Neuroepithelial cells supply an initial transient wave of msc differentiation[J]. Cell, 2007,129(7):1377-1388.

[6] DENNIS J E, CHARBORD P. Origin and differentiation of human and murine stroma[J]. Stem Cells,2010,20(3):205-214.

[7] SACCHETTI B, FUNARI A, REMOLI C, et al. No Identical "mesenchymal stem cells" at different times and sites: human committed progenitors of distinct origin and differentiation potential are incor-

porated as adventitial cells in microvessels[J]. Stem Cell Reports, 2016,6(6):897-913.

[8]CAPLAN A L. Mesenchymal stem cells:Time to change the namel[J]. Stem Cells Transl Med,2017,6(6):1445-1451.

[9]HORWITZ E M,LE BLANC K,DOMINICI M,et a1. Clarification of thenomenclature for MSC:The international societyfor cellular therapy positionstatement[J]. Cytotherapy,2005,7(5):393-395.

[10]CAPLALL A I. New MSC:MSC as pericytes are sentinels and gatekeepers[J]. Jorthop Res,2017,35(6):1151-1159.

[11]BLANCO J F,GRACIANI I F,SANCHEZ-GUIJO F M,et a1. Isolation and characterization of mesenchymal stromal cells from human degenerated nucleus pulposus: comparison with bone marrow mesenchymal stromal cells from the same subjects[J]. Spine (Phila Pa 1976),2010,35(26):2259-2265.

[12]CAPLAN A I. What's in a name? [J]. Tissue Eng Part A,2010, 16(8):2415-2417.

[13]DOMINICI M,LE BLANC K,MUELLER I,et al. Minimal criteria fordefining multipotent mesenchymal stromal cells. The internationalsociety for cellular therapy position statement[J]. Cytotherapy, 2006,8(4):315-317.

[14]SHOSHANI O,RAVID O,MASSALHA H,et al. Cell isolation induces fate changes of bone marrow mesenchymal cells leading to loss or alternatively to acquisition of new differentiation potentials[J]. Stem Cells,2014,32(8):2008-2020.

[15]LIU Y,LIU L,MA X,et al. Characteristics and neural-like differentiation of mesenchymal stem cells derived from foetal porcine bone marrow[J]. Bioscience Reports,2013,33(2):351-360.

[16] CATACCHIO I, BERARDI S, REALE A, et al. Evidence for bone marrow adult stem cell plasticity:properties,molecular mechanisms,negative aspects,and clinical applications of hematopoietic

and mesenchymal stem cells transdifferentiation[J]. Stem Cells Int,2013,2013(39):49-52.

[17]ABDI R,FIORINA P,ADRA CN,et al. Immunomodulation by mesenchymal stem cells[J]. Diabetes,2008,57(7):1759-1767.

[18]BROWN B N,SICARI B M,BADYLAK S F. Rethinking regenerative medicine:a macrophage-centered approach[J]. Front Immunol,2014,5 (5):510.

[19]ABUMAREE M H,ABOMARAY F M,ALSHABIBI M A,et al. Immunomodulatory properties of human placental mesenchymal stem/stromal cells[J]. Placenta,2017(59):87-95.

[20]UCCELLI A,DE ROSBO N K. The immunomodulatory function ofmesenchymal stem cells:mode of action and pathways[J]. Annals of the New York Academy of Sciences,2015,1351(1):114-126.

[21]MA S F,CHEN Y J,ZHANG J X,et al. Adoptive transfer of M2 macrophages promotes locomotor recovery in adult rats after spinal cord injury[J]. Brain Behavior & Immunity,2015(45):157-170.

[22]GENSEL J C,ZHANG B. Macrophage activation and its role in repair and pathology after spinal cord injury[J]. Brain Research,2015,1619(14):1-11.

[23]MOLINA E R,SMITH B T,SHAH S R,et al. Immunomodulatory properties of stem cells and bioactive molecules for tissue engineering[J]. Journal of Controlled Release,2015,219(10):107-118.

[24]YAGI H,SOTOGUTIERREZ A,PAREKKADAN B,et al. Mesenchymal stem cells:mechanisms of immunomodulation and homing[J]. Cell Transplantation,2010,19(6):667-679.

[25]PHINNEY D G,PROCKOP D J. Concise review:mesenchymal stem/multipotent stromal cells:the state of transdifferentiation

and modes of tissue repair-current views[J]. Stem Cells, 2007, 25(11):2896-2902.

[26] LIANG X, DING Y, ZHANG Y, et al. Paracrine mechanisms of mesenchymal stem cell-based therapy: current status and perspectives[J]. Cell Transplant, 2014, 23 (9):1045-1059.

[27] LAI R C, ARSLAN F, LEE M M, et al. Exosome secreted by MSC reduces myocardial ischemia/reperfusion injury[J]. Stem Cell Res, 2010, 4(3):214-222.

[28] YU B, ZHANG X, LI X. Exosomes derived from mesenchymal stem cells[J]. Int J Mol Sci, 2014, 15(3):4142-4157.

[29] PROCKOP D J. The exciting prospects of new therapies with mesenchymal stromal cells[J]. Cytotherapy, 2016, 19(1):1-8.

[30] GRIFFIN M D, RYAN A E, ALAGESAN S, et al. Anti-donor immune responses elicited by allogeneic mesenchymal stem cells: what have we learned so far[J]. Immunol Cell Biol, 2013, 91(1): 40-51.

[31] JACKSON W M, NESTI L J, TUAN R S. et al. Mesenchymal stem cell therapy for attenuation of scar formation during wound healing[J]. Stem Cell Res Ther, 2012, 31 (3):20.

[32] SALEM H K, THIEMERMANN C. Mesenchymal stromal cells: current understanding and clinical status[J]. STEM CELLS, 2010, 28(3):585-596.

[33] HU C, YONG X, LI C, et al. CXCL12/CXCR4 axis promotes mesenchymal stem cell mobilization to burn wounds and contributes to wound repair[J]. Journal of Surgical Research, 2013, 183(1): 427-434.

[34] SPENCER J A, FERRARO F, ROUSSAKIS E, et al. Direct measurement of local oxygen concentration in the bone marrow of live animals[J]. Nature, 2014, 508(7495):269-273.

[35] WU Y, ZHAO R C H, TREDGET E E. Concise review: bone mar-

row-derived stem/progenitor cells in cutaneous repair and regeneration[J]. Stem Cells,2010,28(5):905-915.

[36]TANG X J, LI F, WANG D L, et al. The influnences of adipose-derived stem cells(ASCs) on epithelial-mesenchymal cross-talk factors in the early stage of scar formation[J]. Int J Clin Exp Med,2017,10(1):266-275.

[37]TENG M, HUANG Y, ZHANG H. Application of stems cells in wound healing—an update[J]. Wound Repair and Regeneration, 2014,22(2):151-160.

[38]LAVERDET B, MICALLEF L, LEBRETON C, et al. Use of mesenchymal stem cells for cutaneous repair and skin substitute elaboration[J]. Pathologie Biologie,2014,62(2):108-117.

[39]KAISANG L, SIYU W, LIJUN F, et al. Adipose-derived stem cells seeded in Pluronic F127 hydrogel promotes diabetic wound healing[J]. Journal of Surgical Research,2017,217(5):63-74.

[40]EDWARDS H, FINLAYSON K, COURTNEY M, et al. Health service pathways for patients with chronic leg ulcers: identifying effective pathways for facilitation of evidence based wound care[J]. BMC Health Serv Res,2014,13(1):86.

[41]BADIAVAS E V, FALANGA V. Treatment of chronic wounds with bone marrow-derived cells[J]. Arch Dermatol, 2003, 139(4): 510-516.

[42]OTERO-VIÑAS M, FALANGA V. Mesenchymal stem cells in chronic wounds: The spectrum from Basic to advanced therapy[J]. Adv Wound Care (New Rochelle),2016,5(4):149-163.

5 脂肪干细胞与创面修复

5.1 脂肪干细胞的来源

目前的研究表明:抽吸的脂肪组织中存在着大量特别的细胞群,称为血管基质成分(SVF)。它们可以经过提取培养贴壁细胞而大量增殖,即所谓的脂肪干细胞(ASC;也称脂肪来源干细胞)。2001 年 ZuK 和他的研究团队发现并证实人吸脂术的脂肪悬液中存在间充质干细胞。2002 年 Zuk 等将其命名为脂肪来源干细胞(ADSC),同时对脂肪来源干细胞在细胞形态、表型及多向分化潜能等方面进行了研究,确定了脂肪来源干细胞具有多向分化的潜能并与骨髓间充质干细胞(BMMSC)有许多相似之处。1959 年 Trowell 等发现脂肪细胞是由形态类似成纤维细胞的前体脂肪细胞在适合条件诱导下分化而来的。Rodble 使用胶原酶将脂肪细胞从脂肪组织中分离,得到脂肪细胞在消化后仍保持有新陈代谢的活性。在 1971 年,Poznanski 及 Van 等对血管基质成分的系统研究形成了完整的前脂肪细胞的理论,用胶原酶处理脂肪组织,再将组织悬液离心,将其中的沉淀物 SVF 进行培养,并和培养的成纤维细胞进行比较,这两种培养物的增殖速度相似,倍增时间约 50 h,运用相同的加入标记的葡萄糖或甘油培养基培养后,SVF 细胞质内葡萄糖标记物比成纤维细胞高 5~10 倍。在显微镜下观察比较,发现 SVF 细胞内脂肪聚成大滴,细胞呈散发生长;成纤维细胞的胞质内只有少量的脂滴,呈螺旋样生长。这种具有结缔组织特征的方式,证明 SVF 内含有前体脂肪细胞,具有增殖和向成熟脂肪细胞分化的性能。从 2002 年起,更多的研究小组陆续从人类和其他动物群体中分离、验证了脂肪来源干细胞的存在。通过各种动物实验模型,人和动物的脂肪来源干细胞体外分化能力也被进一步证实。脂肪干细胞的命名繁多，如脂肪祖细胞(adipose progenitor cells)、脂肪来源干细胞(ADSC)、脂肪来源成体干细胞(adipose derived adult stem cells)、脂肪成体基质细胞(adipose adult stromal cells)、脂肪来源基质细胞(adipose derived stromal cells)、脂肪基质细胞(adipose stromal cells, ASC)、脂肪间充质干细胞(AMSC)、脂肪前体细胞(adipose precursor cells, APC)等。2004年国际脂肪应用技术学会(The international fat applied technology society)将其统一命名为"脂肪来源干细胞"来界定这种多分化潜能的细胞群体。脂肪源性血管基质成分/干细胞(adipose-derived stromal vascular fraction/stem cells, SVF/ADSC)作为成体干细胞家族的新成员因具有来源丰富、取材容易、增殖迅速、多项分化潜能、低免疫原性和免疫调节作用，在再生医学领域展现了广阔的应用前景，目前已取得的研究成果表明，脂肪来源干细胞在组织修复与再生中发挥重要作用，包括血管、脂肪、神经、骨组织、皮肤等几个方面。2009年日本学者Yoshimura将其用于自体细胞辅助脂肪移植技术(cell-assosted lipotransfer, CAL)，应用于为患者软组织缺陷部位的填充或增大，即将自体脂肪来源干细胞与脂肪细胞混合，共同注射于受体，含有丰富的ADSC的SVF黏附在脂肪颗粒上，不仅ADSC可以分化成脂肪细胞，促进脂肪再生，还可以促进血管化的作用，营养脂肪细胞，提高脂肪细胞的数量，增加脂肪细胞移植的成活率。根据吉村浩太郎的报道，40名受试患者中仅有4人出现了纤维囊或者钙化，其余患者均表示满意。另外一项对颅面短小症的患者治疗的临床研究表明，相对于单纯注脂填充患者6个月后有效脂肪存活占填充量的54%，使用CAL技术填充的患者6个月后有效脂肪存活量达填充量的88%。2008年，Park将纯化的ADSC于自体脂肪组织作用于1例除皱患者面部，得到很好的疗效。这些应用将ADSC的临床应用推向一个新高潮，使得ADSC成为目前国内外学者研究的热点之一。

5.2 脂肪干细胞的基本生物学特性

在过去整形及组织再造领域,吸脂、腹部整形等手术中人体脂肪组织常常作为手术副产品而被丢弃。2001 年,ZuK 和他的研究团队发现并证实,抽脂术获得的脂肪组织中存在一群具有多项分化潜能、间充质来源的成体干细胞:脂肪来源干细(ADSC),并且将其应用于临床。关于成体干细胞的研究,骨髓间充质干细胞(MSC)研究最早、报道文献最多,但是取骨髓时患者痛苦较大,并且所提取到的骨髓间充质干细胞数量较少,体外扩增需要时间并且费用较高,而脂肪来源干细胞应用于再生医药领域,其具有优于其他成体干细胞的优点:①来源丰富,每单位体积脂肪组织中含有的干细胞数量是骨髓组织的 100~1 000 倍,国内外研究发现常规抽脂术获取的每 250~300 ml 脂肪中含有超过 1×10^9 个成体干细胞,并预测脂肪基质将成为人类最大的成体干细胞库。②取材容易,可以通过微创手术获得减少患者痛苦,并且可以反复多次取材。③增殖迅速,具有多项分化潜能。④有很好的组织相容性,具有低免疫原性和免疫调节的作用。

5.2.1 脂肪来源干细胞的增殖能力

脂肪来源干细胞体外培养时,贴壁能力非常强,一般培养 24 h 已基本贴壁生长,培养 48 h 后可以见到贴壁细胞开始伸展,逐步形成梭形似成纤维细胞样形态,呈平行排列,胞质和核仁丰富。细胞周期分析显示:G0/G1 期的细胞占 69%,S 期的细胞占 24%,G2/M 期的细胞占 8%,提示 ADSC 具有较强的再生能力。在抽脂所获得的脂肪组织中提取细胞进行体外培养,3 d 后细胞贴壁并开始伸展,倒置显微镜下见细胞为大而扁平的单层细胞,体外培养 5~7 d 后细胞伸展、分离明显,外观呈成纤维细胞样,胞核明显,呈球形,核质清晰,随培养时间延长,贴壁生长的成纤维细胞样细胞增多,并逐渐融合成片。

5.2.2 脂肪来源干细胞的表型

关于脂肪来源干细胞标志性抗体，目前还没有任何分子可以作为脂肪干细胞的特异性表型，公认的脂肪干细胞表面表达量较高的分子有基质相关标志（CD29、CD44）、间充质标志（CD73、CD90）等。Gronthos 等对脂肪抽吸物培养细胞的表面标志物进行了系统研究，发现脂肪来源干细胞与骨髓间充质干细胞表面标记方面相类似（如CD9、CD10、CD13、CD29、CD34、CD44、CD49 d、CD49e、CD54、CD55、CD59、CD105、CD106、CD146、CD166）两者均阳性表达；CD31、CD34、CD45、HLADR、CD133 均为阴性。但是他们并没有检测到 BMSC 特有表面抗原 STRO-1 的表达。De Ugarte 等研究指出，ADSC 和 BMSC 都表达 CD13、CD29、CD44、CD90、CD105、SH-13 和 STRO-1，两者的差别在于 ADSC 不表达 CD49d。目前认为，作为血源性细胞标志的 CD45 及 MHC Ⅱ相关蛋白 HLA-DR 基本不表达，但是大多数研究人员明确指出脂肪来源细胞中 CD105、CD166、STRO-1 等干细胞相关表面抗原均有表达，另外与造血系、内皮细胞系相关的 CD34、CD31 等也有较高表达比例。这些结果表明，脂肪来源细胞中确实存在具有间充质干细胞特性的细胞，但同时也夹杂着大量非间充质干细胞群体，因此严格来讲，脂肪干细胞应该称为脂肪组织来源的干细胞。

近年来，国际脂肪治疗和科学联合会（IFATS）和国际细胞治疗协会（ISCT）已为脂肪来源干细胞（ADSC）界定的最低标准提供了初步的指导性意见。认为在血管基质成分中，脂肪来源干细胞可以通过以下标记组合鉴定：CD45 和 CD31 同时为阴性，CD34 为阳性。

5.2.3 脂肪来源干细胞的多分化能力

间充质干细胞在诱导剂的作用下具有向不同的间质组织（如骨、软骨、脂肪、肌肉、神经及血管组织）多向分化的能力，这是区别于成体细胞的一大特性。目前大量文献报道都证实脂肪来源干细胞在一定的诱导条件下可以分化成：①脂肪细胞；②成骨细胞；③软骨细胞;④内皮细胞;⑤外皮细胞;⑥神经前体细胞;⑦肌细胞;⑧心肌细胞;⑨平滑肌细胞;⑩表皮细胞;⑪真皮细胞;⑫肝细胞;⑬胰岛细胞等。

近年来大量研究都表明 ADSC 具有分泌功能,在人体组织和器官的发育中具有许多功能,包括:①促血管化作用;②造血支持作用;③抗凋亡作用;④趋化作用;⑤免疫控制和免疫调节作用;⑥维持细胞高增生率及多项分化潜能的作用。

5.2.4 脂肪来源干细胞的低免疫原学特性

Kevin 等在人类脂肪抽吸物中新鲜分离的 SVF 细胞,并扩增到第五代,依次测定各代细胞表面标志物,结果发现 HLA-ABC 分子在各代细胞中均有表达;而 HLA-DR 分子除了在 SVF 细胞中为 13.2 外,其余各代细胞中表达均较低。说明脂肪来源干细胞具有低免疫原性及免疫调节作用,而作为血源性细胞标志 CD45 及 MHC Ⅱ 相关蛋白 HLA-DR 基本不表达,证明其为非造血类细胞并且它们具有极少量与移植排斥相关的抗原分子,有进行异体移植的可能性。

5.3 脂肪干细胞在创伤愈合过程中的作用

创面愈合是一个高度协调的过程,涉及各种细胞间复杂的相互作用。ADSC 影响皮肤创伤修复的相关性研究集中在 4 个方面:①局部浸润炎症细胞的免疫调节作用,调节局部微环境和诱导、趋化作用;②诱导内皮细胞爬行并可直接分化为血管内皮细胞,促进微血管再生;③抑制成纤维细胞向肌成纤维细胞转化,对抗纤维化;④直接分化为皮肤成纤维细胞和角质细胞等。有报道称在小鼠模型中将间充质干细胞应用于创伤局部取得抗炎和促血管生成作用。同时,该研究还对比了同基因型和同种异体干细胞,发现两者的迁移、抗炎和旁分泌血管内皮生长因子作用相当,证实成体干细胞在创伤修复期是免疫豁免的。目前越来越多研究证明 ADSC 几乎可以分泌所有参与创面正常愈合的生长因子,如血管内皮生长因子、表皮生长因子(表5.1)。

表5.1 ADSC 旁分泌的细胞因子

ADSC 作用	旁分泌的细胞因子
促血管生成	FGF-2、PDGF-bb、VEGF、HGF、TGF-β
促造血	G-CSF、M-CSF、GM-CSF、IL-7、Fit-ligand
生长因子	EGF、KGF、IGF-1、BDNF、NGF、GGF
促炎症	IFN-γ、IL-1β、IL-8、IL-9、IL-12、IL-15、TNF-α、IL-17
抑制炎症	IL-4、IL-10、IL-13、PGE_2、Kyn
促/抑制炎症	IL-2、IL-6
趋化因子	CXCL-5、IP-10、MCP-1、MIP-1α、MIP-1β、RANTES

Veriter 等认为,ADSC 可能通过旁分泌机制激活成纤维细胞和角质形成细胞,从而促进创面的愈合,并且临床上使用自体 ADSC 移植是安全有效的。KIM 等在动物实验中发现,ADSC 可以有效减小创面面积,加速上皮的生长。他们认为 ADSC 可以促进真皮成纤维细胞迁移,从而增加Ⅰ型胶原的分泌。

研究者在大鼠皮肤全层损伤模型上局部用 ADSC 并表达血管内皮细胞生长因子、肝细胞生长因子以及成纤维细胞生长因子,增强了再上皮化和肉芽组织形成,从而加速了创面的愈合。同时还观察到表达绿色荧光蛋白的 ADSC 同时被广谱细胞角蛋白和 CD31 染色,间接证实 ADSC 可以原位分化为内皮细胞和上皮细胞。也有学者将皮肤-脂肪块分离,分别提取角质形成细胞、成纤维细胞、脂肪干细胞并予以扩增,并诱导 ADSC 成脂分化,最终获得的各种细胞成分加以整合,能够形成一种皮肤替代品。ADSC 蛋白提取物对人角质形成细胞的增殖和迁移具有调节作用。

Yuan 等将 ADSC 与角质形成细胞共同培养确定为实验组,进行划痕实验,建立创伤模型,比较 24 h、48 h 和 72 h 后角质形成细胞迁移距离。研究发现,实验组角质形成细胞迁移明显快于对照组,并认为ADSC通过直接接触促进表皮角质形成细胞迁移;对各组角质形成细胞数分析发现,实验组增殖速度快,差异有显著性意义,说明ADSC可促进角质形成细胞的增殖和迁移。Lu等通过在小鼠背部皮瓣基底局部注射等量的ADSC后7 d,分析发现背部皮瓣血管密度和单位组织内血管内皮细胞数量最大,认为ADSC有促进血管重建功能。ADSC也能通过旁分泌作用于成纤维细胞,促进其分泌Ⅰ型胶原和纤连蛋白,促进皮肤表皮细胞的成熟以利于创面愈合和预防瘢痕形成。

5.4 脂肪干细胞促进创面修复的临床前研究

5.4.1 脂肪干细胞的分离、培养与鉴定

5.4.1.1 脂肪组织的获取

通常情况下获取皮下脂肪组织的方法包括脂肪切取和脂肪抽吸两种。脂肪切取的方法由于创伤大和切取后遗留的瘢痕较大,很难作为常规的获取脂肪组织提取ADSC的方法。脂肪抽吸是通过负压抽吸的方法去除身体某些部位多余的皮下脂肪,以达到体型改善的目的。在整形外科领域脂肪抽吸去除多余脂肪的方法明显较手术切除脂肪组织的方法更加有优势,脂肪抽吸不仅明显缩小手术的创伤、减少出血量及并发症的发生,而且患者术后恢复更快。

早在20世纪60年代,联邦德国Josef Schradde应用妇科刮匙在皮下1 cm深处形成隧道刮除两旁脂肪组织,并用抽吸的方法去除脂肪组织碎片,但是会引起严重的并发症如出血、皮肤坏死等。1980年有报道在麻醉下用吸脂管借助负压直接抽吸皮下脂肪,但有出血多及疼痛明显的缺点。在1987年,Klei等提出肿胀麻醉吸脂术,这种方法是先把大剂量含有低浓度利多卡因、肾上腺素盐水进行吸脂区皮下浸润,具有良好的局麻效果,并可使术区脂肪组织肿胀变硬,位置相对固定,便于抽吸。该方法目前已经被整形外科

医师广泛应用于临床实践，效果好，被认为是一种安全、失血少、组织损伤轻、麻醉作用时间长、止痛效果好的技术。目前脂肪组织的获取方法已经从传统的针筒注射器进行手工脂肪抽吸发展到机械负压吸脂术。

5.4.1.2 脂肪干细胞的分离

目前ADSC的分离大部分学者都是采用胶原酶消化的方法，所使用的胶原酶包括Ⅰ型胶原酶，Ⅱ型胶原酶及Ⅰ、Ⅱ型胶原酶1∶1混合型，胶原酶的含量为0.075%～0.2%不等，消化时间从30 min～2.5 h均有所不同。

脂肪来源干细胞分离步骤：①脂肪组织获取，在腹部及大腿内外侧吸脂，获取脂肪组织后无菌条件下密封，送无菌细胞操作房。②去除脂肪组织中肉眼可见的血管及纤维条索成分。③眼科剪将体积超过1 mm^3 的脂肪组织剪碎。④无菌PBS液反复冲洗脂肪组织3～5次，直至脂肪组织呈金黄色。⑤1∶1加入已预热的0.1%Ⅰ型胶原酶，37 ℃恒温摇床下消化，直至脂肪组织呈乳糜状取出。⑥300×*g*离心力下离心10 min，弃上清及未完全消化完的脂肪组织，留试管底部贴壁细胞，加入10% FBS的DMEM培养液（低糖）轻轻吹打后再次300×*g*离心力下离心10 min，弃上清留试管底部贴壁细胞。⑦用含10% FBS的低糖DMEM重悬细胞沉淀。⑧100目尼龙筛网过滤。⑨用含10% FBS的DMEM培养液（低糖）原代培养。⑩48 h后首次更换培养液，以后每隔一天更换一次培养液，用倒置显微镜观察细胞生长状况。⑪待细胞80%以上汇合后，0.25%胰酶消化后传代培养。

2013年Forums等提出使用大力摇晃及反复洗涤脂肪组织的方法来提取ADSC。该方法可以得到CD29、CD105、CD90高表达并且具有多分化功能的ADSC。该方法较酶消化法更加低成本，并且去除胶原酶使用，更加符合ADSC临床使用的安全性。但是该方法所得ADSC的效率较酶消化法低，一次所得ADSC并不足以满足临床所需。

5.4.1.3 脂肪干细胞的培养及鉴定

(1)体外培养的人脂肪来源干细胞(ADSC)形态观　细胞接种时,含大量脂滴、红细胞和成纤维细胞,光镜下为明亮强反光的球形(图5.1A)。随着细胞贴壁后培养时间的延长,换液次数的增加,这些细胞基本被清除。接种3 d后细胞贴壁并开始伸展,倒置显微镜下见细胞为大而扁平的单层细胞。有的细胞体细长,似成纤维细胞(图5.1B)。接种5~7 d后细胞伸展、分离明显,外观呈成纤维细胞样,胞核明显,呈球形,核质清晰(图5.1C)。随培养时间延长,贴壁生长的成纤维细胞样细胞增多,并逐渐融合成片,直至汇合(图5.1D)。

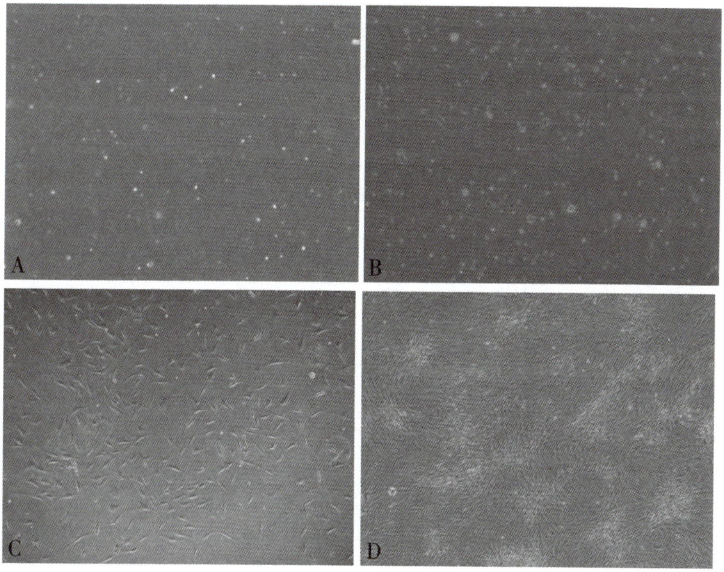

图5.1　人脂肪来源干细胞体外培养情况(×40)

A. 新鲜分离细胞可见大量球形细胞　B. 体外培养3 d后细胞贴壁并开始伸展,倒置显微镜下见细胞为大而扁平的单层细胞　C. 体外培养5~7 d后细胞伸展、分离明显,外观呈成纤维细胞样,胞核明显,呈球形,核质清晰　D. 随培养时间延长,贴壁生长的成纤维细胞样细胞增多并且生长速度加快呈对数生长,逐渐融合成片,直至汇合

(2)流式细胞仪检测结果　对脂肪来源干细胞 P1 细胞进行 FACS 检测后发现,在 P1 细胞中有大量 CD44、CD59、CD29 所标记的细胞,CD45、HLA-DR 所标记细胞含量极少(图 5.2)。

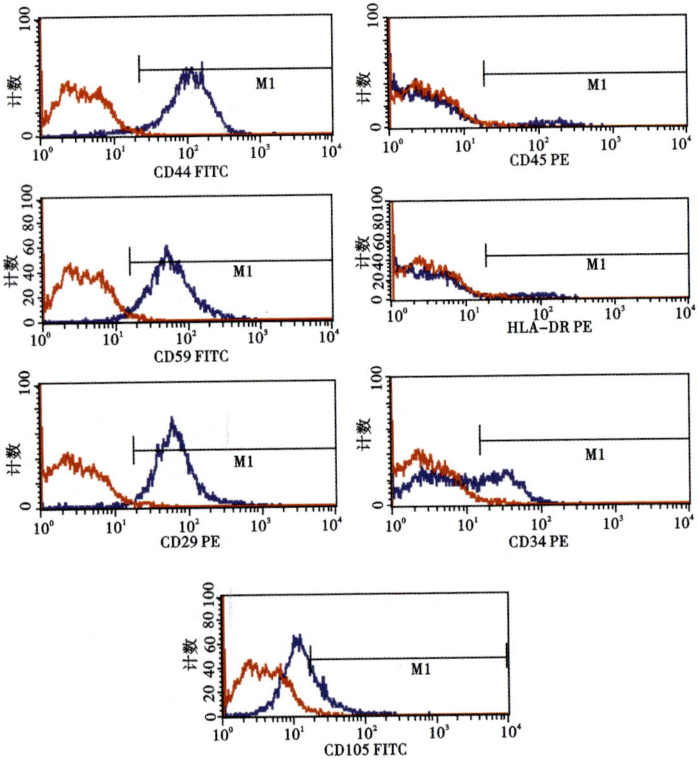

图 5.2　脂肪来源细胞体外培养 FACS 检测结果

CD44 所标记的细胞比例:96.33%;CD45 所标记细胞比例:4.3%;CD59 所标记细胞比例:96.79%;HLA-DR 所标记细胞比例:4.51%;CD105 所标记细胞比例:24.54%;CD34 所标记细胞比例:35.34%;CD29 所标记细胞比例:98.01%

(3)人脂肪来源干细胞多分化能力　成骨诱导后钙结节茜红素染色结果:P2 代细胞加入成骨诱导液连续培养 2 周后,可见部分细胞向成骨细胞方向分化，茜红素染色后，可见红色沉积，提示有钙盐分泌和沉积(图 5.3)。

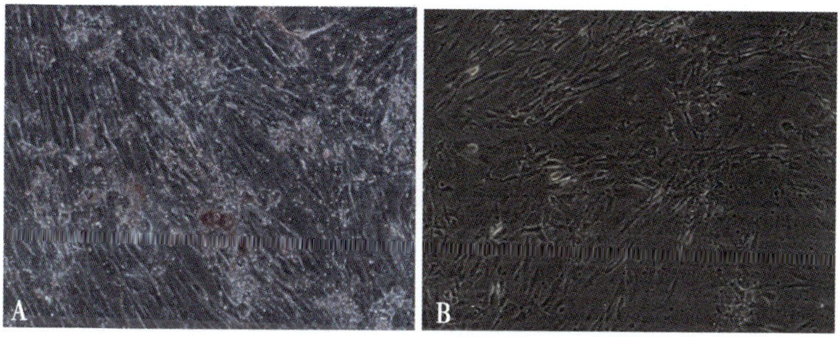

图 5.3　成骨诱导后钙盐染色结果(×100)

A. 成骨诱导液连续培养 2 周后茜红素染色出现红色沉积，提示有钙盐分泌和沉积　B. 细胞常规培养液培养 2 周后茜红素染色无橘红色沉积出现

成脂诱导后细胞油红 O 染色结果：P2 代细胞加入成脂诱导液培养 12 d 后，部分细胞向脂肪方向分化，胞质内形成脂滴，油红 O 染色呈橙红色颗粒状(图 5.4)。

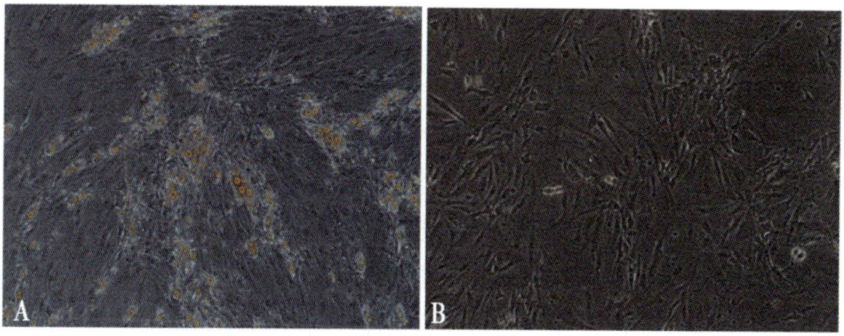

图 5.4　成脂诱导后油红 O 染色结果(×100)

A. 成脂诱导液连续培养 12 d 后脂滴由小变大并融合，被油红 O 染成红色

B. 细胞常规培养液培养 12 d 后油红 O 染色没有染上一点红色，细胞核都被苏木精染成蓝色，清晰可见

成软骨诱导后细胞阿斯利蓝染色结果：P3 代细胞用成软骨诱

导液诱导2周后,细胞团经阿斯利蓝染色后可见细胞合成的蛋白多糖被染成蓝色(图5.5)。

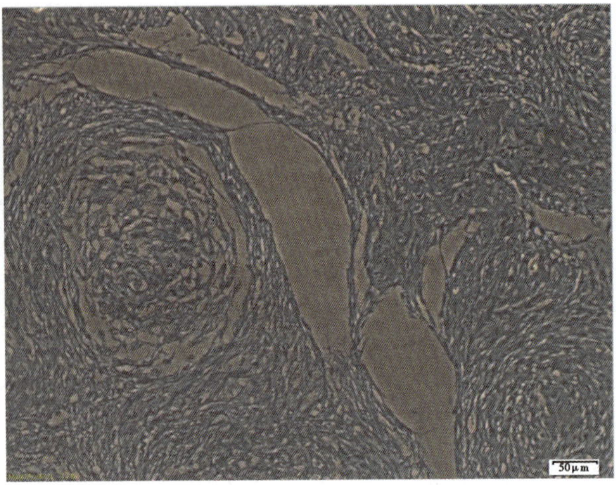

图5.5 成软骨诱导后细胞阿斯利蓝染色(×100)

P3代细胞用成软骨诱导液诱导2周后,细胞团经阿斯利蓝染色后可见细胞合成的蛋白多糖被染成蓝色

5.4.2 脂肪干细胞的实际操作与典型病例

在脂肪组织中,血管基质组分(stromal vascular fraction,SVF)以及外基质都有其各自不可取代的作用。SVF/脂肪干细胞治疗在临床开展受限,很大程度上是由于其生产过程涉及胶原酶的使用、单独使用脂肪代替细胞治疗、存在颗粒脂肪的容量补充作用和再生能力有待进一步提高、使用方法等的限制。2013年Tonnard等人提出纳米脂肪这一新概念,纳米脂肪(nanofat graft)是颗粒脂肪经过乳化和过滤的产物,是一种乳糜液,其中包含脂肪细胞外基质和颗粒脂肪中的SVF,具有再生性修复功能。但是存在脂肪过多、组织肿胀时间长等问题。为此,刘宏伟对Tonnard等提出的纳米脂肪的制备过程进行了改良,提出了将纳米脂肪浓缩的方法(纳米脂肪在乳化过程中由于脂肪细胞的破坏,导致其中的水分和油滴释放,通过破

坏其油水稳定性的方法，去除其中的油和水，即为浓缩的纳米脂肪或纳米脂肪浓缩物），并对其生物学性质及临床应用进行了一系列研究，发现浓缩纳米脂肪移植用于创面修复具有经济、安全、简便、学习曲线短易于推广应用的优点，是脂肪干细胞临床治疗的一个范例。

5.4.2.1 浓缩纳米脂肪的简要制备过程

（1）离心去水　提取和离心小颗粒脂肪，去除下层液体层。

（2）纳米脂肪的制作　将步骤（1）获取的脂肪切割，再过滤。

（3）负压离心　将步骤（2）获得的脂肪抽负压离心。

（4）第二次离心　将步骤（3）获得的脂肪离心，中层即是浓缩后的纳米脂肪。

5.4.2.2 浓缩纳米脂肪用于创面修复的研究

通过患者腹部获取脂肪组织，通过浓缩纳米脂肪制备方法将脂肪组织制作成浓缩纳米脂肪。慢性创面常规清创后，将浓缩纳米脂肪局部注射移植至创面的边缘及基底。发现浓缩纳米脂肪移植治疗具有创伤小、临床可行性强等优点，能有效促进慢性创面的愈合，是治疗慢性创面安全而有效的一种新方法。

脂肪干细胞治疗创面　　SVF 提取技术

【典型病例 5.1】

患者男性，57 岁。左侧内踝部静脉性溃疡病史 7 年余。近 2 个月来左侧内踝部溃疡创面呈增大趋势，创面出现出血、脓性分泌物表现。溃疡创面面积大小约 15 cm×15 cm，深浅不一，深部可达肌层，创周皮肤潮红伴轻度肿胀。创面常规清创后，行下肢负压吸引术,术后术区常规换药。1 周后,静脉麻醉下行“双侧髂腰部脂肪抽取,浓缩纳米脂肪制备,创面注射移植术”。术后创面肉芽生长情况明显改善,1 周后已经具备受皮条件,行“左侧大腿取皮,溃疡创面植皮术”。术后术区皮片存活良好,创面上皮化速度快,2 周创面修复。图 5.6 示术后 7 d,皮片边缘上皮化趋势明显可见。

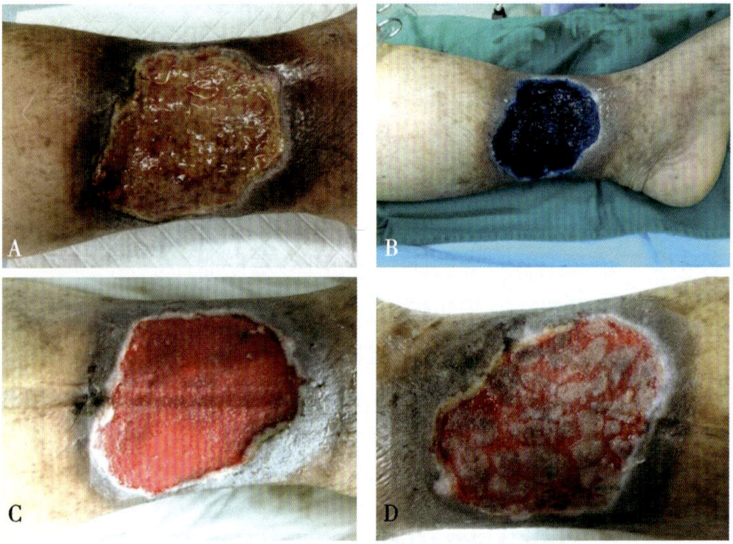

图 5.6 浓缩纳米脂肪用于静脉性溃疡的治疗

A. 为入院时创面 B. 为 2 d 后行亚甲蓝染色,创面常规清创 C. 为清创术后 1 周行浓缩纳米脂肪制备,创面注射移植术治疗 D. 为溃疡创面植皮术后 1 周,术区皮片存活良好,创面上皮化速度快

5.4.2.3 脂肪干细胞与其他疗法的联合应用

(1)脂肪干细胞与生物支架的联合应用 在创面修复组织工程中,细胞与生物支架的联合应用是修复创伤常常用到的方法,适合脂肪干细胞的生物支架包括 I 型胶原蛋白海绵、透明质酸、无纺聚乙醇酸等。其中透明质酸被认为是“脂肪组织工程最合适支架”,不但有高度生物复合性,不会引起任何不良的排斥反应,还可

以被人体重吸收。Altman 等发现丝素蛋白-壳聚糖组成的支架,可以促进脂肪干细胞分化为表皮细胞,从而促进创面的修复与愈合。

(2)脂肪干细胞与富血小板血浆的联合应用　目前从基础实验到临床病例都证实富血小板血浆(platelet-rich plasma,PRP)富含多种生长因子,对创面的修复有积极的促进作用。目前许多学者提出使用 ADSC 联合 PRP 凝胶修复创面,可以将两者优势结合起来。有学者认为 ADSC 可以促进局部的血管新生,而 PRP 则为局部组织提供了大量的生长因子与细胞因子,可以刺激血管生成、成纤维细胞增殖和胶原合成,两者相互作用下,可以促进创面修复,减少瘢痕增生。

(刘宏伟)

参考文献

[1]刘宏伟,程飚,付小兵.脂肪源性干细胞临床转化应用中的相关问题[J].中国修复重建外科杂志,2012,26(10):1242-1246.

[2]李炳尧,武晓云,吴岩.间充质干细胞的分离与培养:从实验室到临床[J].中国组织工程研究,2013,17(14):2649-2655.

[3]陈苑雯,王婧薷,廖选,等.温度对获取的颗粒脂肪及其所含脂肪源性干细胞活性影响的研究[J].中华医学美学美容杂志,2017,23 (1):47-51.

[4] TOBITA M, ORBAY H, MIZUNO H. Adipose-derived stem cells:current findings and future perspectives[J]. Discov Med, 2011,11(57):160-170.

[5]JOHAL K S,LEES V C,REID A J. Adipose-derived stem cells:selecting for translational success[J]. Regen Med,2015,10(1):79-96.

[6]ZUK P A,ZHU M,MIZUNO H,et al. Multilineage cells from human adipose tissue: implications for cell-based therapies[J]. Tissue

Eng,2001,7(2):211-228.

[7] ZUK P A, ZHU M, ASHJIAN P, et al. Human adipose tissue is a source of multipotent stem cells[J]. Mol Biol Cell,2002,13(12):4279-4295.

[8] MAZO M, CEMBORAIN A, GAVIRA J J, et al. Adipose stromal vascular fraction improves cardiac function in chronic myocardial infarction through differentiation and paracrine activity[J]. Cell Transplant,2012,21(5):1023-1037.

[9] LIU M, GUO L, LIU Y, et al. Adipose stromal-vascular fraction-derived paracrine factors regulate adipogenesis[J]. Mol Cell Biochem,2014,385(1-2):115-123.

[10] HAN S, SUN H M, HWANG K C, et al. Adipose-Derived stromal vascular fraction cells: update on clinical utility and efficacy[J]. Crit Rev Eukaryot Gene Expr,2015,25(2):145-152.

[11] GRANEL B, DAUMAS A, JOUVE E, et al. Safety, tolerability and potential efficacy of injection of autologous adipose-derived stromal vascular fraction in the fingers of patients with systemic sclerosis: an open-label phase I trial[J]. Ann Rheum Dis,2015,74(12):2175-2182.

[12] MATSUMOTO D, SATO K, GONDA K, et al. Cell-Assisted lipotransfer: supportive use of human adipose-derived cells for soft tissue augmentation with lipoinjection[J]. Tissue Eng, 2006, 12(12):3375-3382.

[13] RODRIGUEZ J P1, MURPHY M P, HONG S, et al. Autologous stromal vascular fraction therapy for rheumatoid arthritis: rationale and clinical safety[J]. Int Arch Med,2012,5(1):5.

[14] GAUSE T M 2ND, KLING R E, SIVAK W N, et al. Particle size in fat graft retention: A review on the impact of harvesting technique in lipofilling surgical outcomes[J]. Adipocyte,2014,3(4):273-279.

[15] PU L L, COLEMAN S R, CUI X, et al. Autologous fat grafts harvested and refined by the Coleman technique: a comparative study[J]. Plast Reconstr Surg, 2008, 122(3): 932-937.

[16] CHERIYAN T, KAO H K, QIAO X, et al. Low harvest pressure enhances autologous fat graft viability [J]. Plast Reconstr Surg, 2014, 133(6): 1365-1368.

[17] TROJAHN KOLLE S F, OLIVERI R S, GLOVINSKI P V, et al. Importance of mesenchymal stem cells in autologous fat grafting: a systematic review of existing studies[J]. Plast Surg Hand Surg, 2012, 46(2): 59-68.

[18] CHARLES-DE-SÁ L, GONTIJO D E, AMORIM N F, et al. Influence of negative pressure on the viability of adipocytes and mesenchymal stem cell, considering the device method used to harvest fat tissue[J]. Aesthet Surg J, 2015, 35(3): 334-344.

[19] MOJALLAL A, AUXENFANS C, LEQUEUX C, et al. Influence of negative pressure when harvesting adipose tissue on cell yield of the stromal-vascular fraction[J]. Biomed Mater Eng, 2008, 18(4-5): 193-197.

[20] ALHARBI Z, OPLÄNDER C, ALMAKADI S, et al. Conventional vs. micro-fat harvesting: how fat harvesting technique affects tissue-engineering approaches using adipose tissue-derived stem/stromal cells[J]. J Plast Reconstr Aesthet Surg, 2013, 66(9): 1271-1278.

[21] VATER C, KASTEN P, STIEHLER M. Culture media for the differentiation of mesenchymal stromal cells[J]. Acta Biomaterialia, 2011, 7(2): 463-477.

[22] DONNENBERG A D, MEYER E M, RUBIN J P, et al. The cell-surface proteome of cultured adipose stromal cells[J]. Cytometry A, 2015, 87 (7): 665-674.

[23] HEMMINGSEN M, VEDEL S, SKAFTE-PEDERSEN P, et al. The

role of paracrine and autocrine signaling in the early phase of adipogenic differentiation of adipose-derived stem cells[J]. PLoS One, 2013, 8(5): e63638.

[24] SUGA H, GLOTZBACH J P, SORKIN M, et al. Paracrine mechanism of angiogenesis in adipose-derived stem cell transplantation[J]. Ann Plast Surg, 2014, 72(2): 234-241.

[25] LEBLANC A J, TOUROO J S, HOYING J B, et al. Adipose stromal vascular fraction cell construct sustains coronary microvascular function after acute myocardial infarction[J]. Am J Physiol Heart Circ Physiol, 2012, 302(4): H973-982.

[26] GIMBLE J M1, GRAYSON W, GUILAK F, et al. Adipose tissue as a stem cell source for musculoskeletal regeneration[J]. Front Biosci (Schol Ed), 2011, 3(1): 69-81.

[27] MORRIS M E, BEARE J E, REED R M, et al. Systemically delivered adipose stromal vascular fraction cells disseminate to peripheral artery walls and reduce vasomotor tone through a CD11b + cell-dependent mechanism[J]. Stem Cells Transl Med, 2015, 4(4): 369-380.

[28] SALIBIAN A A, WIDGEROW A D, ABROUK M, et al. Stem cells in plastic surgery: a review of current clinical and translational applications[J]. Arch Plast Surg, 2013, 40(6): 666-765.

[29] HSU V M, STRANSKY C A, BUCKY L P, et al. Fat grafting's past, present, and future: why adipose tissue is emerging as a critical link to the advancement of regenerative medicine[J]. Aesthet Surg J, 2012, 32(7): 892-899.

[30] SUNDARRAJ S, DESHMUKH A, PRIYA N, et al. Development of a system and method for automated isolation of stromal vascular fraction from adipose tissue lipoaspirate[J]. Stem Cells Int, 2015 (2015): 1-11.

[31] LEVI B, NELSON E R, BROWN K, et al. Differences in osteogen-

ic differentiation of adipose-derived stromal cells from murine, canine, and human sources in vitro and in vivo[J]. Plast Reconstr Surg, 2011, 128(2):373-386.

[32] SHOJAEI S, TAFAZZOLI-SHAHDPOUR M, SHOKRGOZAR M A, et al. Effects of mechanical and chemical stimuli on differentiation of human adipose-derived stem cells into endothelial cells[J]. Int J Artif Organs, 2013, 36(9):663-673.

[33] CHEN Y W, WANG J R, LIAO X, et al. Effect of suction pressures on cell yield and functionality of the adipose-derived stromal vascular fraction [J]. Journal of Plastic, Reconstructive&Aesthetic Surgery, 2017, 70(2):257-266.

[34] PINILLA S, ALT E, ABDUL KHALEK F J, et al. Tissue resident stem cells produce CCL5 under the influence of cancer cells and thereby promote breast cancer cell invasion [J]. Cancer Lett, 2009, 284(1):80-85.

[35] ZIMMERLIN L, DONNENBERG A D, RUBIN J P, et al. Regenerative therapy and cancer: in vitro and in vivo studies of the interaction between adipose-derived stem cells and breast cancer cells from clinical isolates[J]. Tissue Eng Part A, 2011, 17(1-2):93-106.

[36] ALT E U, SENST C, MURTHY S N, et al. Aging alters tissue resident mesenchymal stem cell properties[J]. Stem Cell Res, 2012, 8(2):215-225.

[37] Y H, WANG H I, WANG G J, et al. Proliferation and differentiation potential of human adipose-derived mesenchymal stem cells isolated from elderly patients with osteoporotic fractures[J]. J Cell Mol Med, 2012, 16(3):582-593.

[38] FENG Z, TING J, ALFONSO Z, et al. Fresh and cryopreserved, uncultured adipose tissue-derived stem and regenerative cells ameliorate ischemia-reperfusion-induced acute kidney injury[J]. Nephrol

Dial Transplant,2010,25(12):3874-3884.

[39]SUN B,ROH K H,PARK J R,et al. Therapeutic potential of mesenchymal stromal cells in a mouse breast cancer metastasis model[J]. Cytotherapy,2009,11(3):289-298.

[40]HSIAO S T,LOKMIC Z,PESHAVARIYA H,et al. Hypoxic conditioning enhances the angiogenic paracrine activity of human adipose-derived stem cells[J]. Stem Cells Dev,2013,22(10):1614-1623.

[41]MOON K M,PARK Y-H,LEE J S,et al. The effect of secretory factors of adipose-derived stem cells on human keratinocytes[J]. Int J Mol Sci,2012,13(12):1239-1257.

[42]LEE S H,JIN S Y,SONG J S,et al. Paracrine effects of adipose-derived stem cells on keratinocytes and dermal fibroblasts[J]. Ann Dermatol,2012,24(2):136-143.

[43]VERITER S, ANDRE W, AOUASSAR N, et al. human adipose-derived mesenchymal stem cells in cell therapy safety and feasibility in different "hospital exemption" under clinical applications[J]. PLOS One,2015,10(10):e139566.

[44]YANG J,ZHANG H,ZHAO L,et al. Human adipose tissue-derived stem cells protect impaired cardiomyocytes from hypoxia/reoxygenation injury through hypoxia-induced paracrine mechanism[J]. Cell Biochem Funct,2012,30(6):505-514.

[45]STUBBS S L,HSIAO ST-F,PESHAVARIYA H M,et al. Hypoxic preconditioning enhances survival of human adipose-derived stem cells and conditions endothelial cells in vitro[J]. Stem Cells Dev,2012,21(11):1887-1896.

[46]DRAGO L,BORTOLIN M,VASSENA C,et al. Plasma components and platelet activation are essential for the antimicrobial properties of autologous platelet-rich plasma: an in vitro study[J]. PLoS One,2014,9(9):e107813.

[47] FONNY J, KYOKO K, MORIKUNI T, et al. Accelerated and safe proliferation of human adipose-derived stem cellsin medium supplemented with human serum[J]. Nippon Med Sch, 2012, 79(6): 444-452.

[48] MARTÍNEZ GONZÁLEZ I, CRUZ M J, MORENO R, et al. Human mesenchymalstem cells resolve airway inflammation, hyperreactivity andhistopathology in a mouse model of occupational asthma[J]. Stem Cells Dev, 2014, 23(19): 2352-2363.

[49] MIYAMOTO Y, OISHI K, YUKAWA H, et al. Cryopreservation of human adipose tissue-derived stem/progenitor cells using the silk protein sericin[J]. Cell Transplantation, 2012, 21(2-3): 617-622.

[50] THIRUMALA T, GIMBLE J M, DEVIREDDY R V. Cryopreservation of stromal vascular fraction of adipose tissue in a serum-free freezing medium[J]. Journal of Tissue Engineering and Regenerative Medicine, 2010, 4(3): 224-232.

[51] CARSTENS M H, GÓMEZ A, CORTÉS R A, et al. Non-reconstructable peripheral vascular disease of the lower extremity in ten patients treated with adipose-derived stromal vascular fraction cells[J]. Stem Cell Res, 2017(18): 14-21.

[52] CHOPINAUD M, LABBÉ D, CREVEUIL C, et al. Autologous adipose tissue graft to treat hypertensive leg ulcer: a pilot study[J]. Dermatology, 2017, 233(2/3): 234-241.

[53] RAPOSIO E, BERTOZZI N, BONOMINI S, et al. Adipose-derived stem cells added to platelet-rich plasma for chronic skin ulcer therapy[J]. Wound, 2016, 28(4): 126-131.

[54] RIGOTTI G, MARCHI A, GALIÈ M, et al. Clinical treatment of radiotherapy tissue damage by lipoaspirate transplant: a healing process mediated by adipose-derived adult stem cells[J]. Plast Reconstr Surg, 2007, 119(5): 1409-1422.

[55] AKITA S, YOSHIMOTO H, OHTSURU A, et al. Autologous adi-

posederived regenerative cells are effective for chronic intractable radiation injuries[J]. Radiat Prot Dosimetry, 2012, 151(4): 656-660.

[56] CARSTENS M H, MENDIETA M, PÉREZ C, et al. Assisted salvage of ischemic fasciocutaneous flap using adipose-derived mesenchymal stem cells: in-situ revascularization[J]. Aesthetic Surgery Journal, 2017, 37 (suppl3): S38.

[57] SUNG H M, SUH I S, LEE H B, et al. Case reports of adipose-derived stem cell therapy for nasal skin necrosis after filler injection[J]. Arch Plast Surg, 2012, 39(1): 51-54.

[58] HERREROS M D, GARCIA-ARRANZ M, GUADALAJARA H, et al. Autologous expanded adipose-derived stem cells for the treatment of complex cryptoglandular perianal fistulas: a phase Ⅲ randomized clinical trial (FATT 1: fistula Advanced Therapy Trial 1) and long-term evaluation[J]. Dis Colon Rectum, 2012, 55(7): 762-772.

[59] GARCIA-OLMO D, HERREROS D, PASCUAL I, et al. Expanded adipose derived stem cells for the treatment of complex perianal fistula: a phase Ⅱ clinical trial[J]. Dis Colon Rectum, 2009, 52(1): 79-86.

6 浓缩血小板技术在创面愈合中的应用

6.1 概述

6.1.1 血小板产品的治疗性应用

血小板(platelet)最早在19世纪被Bizzozero发现,随后Wright证实,巨核细胞(megakaryocytes)是血小板的前体。作为从骨髓中巨核细胞衍生的无核细胞片段,血小板的形态多样,大小不一,易于黏附、聚集和破坏,被激活后释放特殊性的分泌成分。这些成分在凝血、血块收缩中发挥作用。同时,它具有维护血管壁完整性、收缩血管等作用,改变血管紧张度、通透性;甚至有吞噬病毒、细菌和其他颗粒的功能。由于血小板没有遗传物质,被血小板吞噬的病毒失去增殖的可能,它是构成机体抗病毒的第一道防线。它还能释放趋化因子促进白细胞黏附并迁移至炎症区域,刺激单核细胞参与组织修复。随后人们发现,血小板含有300种以上的蛋白质分子(包括190膜相关蛋白和262磷酸化蛋白),其中包括信号、膜蛋白、蛋白加工、细胞骨架调节蛋白、细胞因子和其他生物活性肽,具有诱导细胞迁移和黏附在血管生成部位的功能;它还能诱导分化内皮细胞的前体细胞变为成熟的内皮细胞等。因此,有人把它定义为调控刺激再生和促有丝分裂物质的加工厂。这也是血小板虽然是无核的细胞,但根据其特性和发挥的作用,理应把血小板归为细胞治疗范畴的范围。血小板不仅在早期参与愈合过程的第一步出/凝血反应,同时启动创面修复,也参与中后期组织修复。

传统医学认为,血小板的功能主要集中在止血与凝血过程。组织受损后，血小板第一时间到达损伤部位，在愈合早期炎症阶段尤为活跃。血小板有 3 种主要的存储方式：α 颗粒、致密颗粒、溶酶体。当黏附于暴露的内皮或激动剂激活时，它们改变形状和分泌颗粒[包括腺苷二磷酸(adenosine diphosphate，ADP)、纤维蛋白原和血清素]，然后血小板聚集。血小板内的信号启动血小板细胞骨架的重组，可见一个极其快速的形状变化。血小板通过受伤的血管所暴露黏附分子，如血管性假血友病因子(von Willebrand factor，vWF；vascular hemophilia factor)、胶原蛋白、纤连蛋白、层粘连蛋白，或通过生理激动剂如凝血酶、ADP、胶原蛋白、血栓烷 A_2、肾上腺素和血小板活化因子被激活。后来逐步发现，血小板被激活后通过胞吐作用释放颗粒，这个过程是由同源的其他分泌细胞介导的分子机制，唯一通过细胞内信号耦合到细胞活化。血小板分泌颗粒含有生长因子(growth factors，GF)、信号分子、细胞因子、整合素、凝血蛋白、黏附分子，以及其他一些在巨核细胞合成并通过囊泡运输包裹成颗粒分子。其中生长因子主要包括血小板衍生生长因子(PDGF)、胰岛素样生长因子-1(IGF-1)、转化生长因子-β_1(transforming growth factor-β_1，TGF-β_1)、血管内皮生长因子(VEGF)、碱性成纤维细胞生长因子(bFGF)和表皮生长因子(EGF)。血小板致密颗粒储存和释放的生物活性分子还有儿茶酚胺、组胺、血清素、ADP、腺苷三磷酸(adenosine triphosphate，ATP)、钙离子和多巴胺，它们激活血管收缩，增加毛细血管通透性，吸引和激活巨噬细胞，组织塑形和再生。在凝血块形成后 10 min 内，血小板即开始分泌这些活性的蛋白，有超过 95% 的生长因子在 1 h 内分泌，随后血小板合成和分泌的蛋白进入平衡状态(5~10 d)。这些非生长因子的分子同样在组织修复过程中发挥重要的生物学作用。

1992 年，Yeaman 等发现应用凝血酶刺激血小板后，血小板的 α 颗粒有一种新功能，即释放抗菌蛋白，这些抗菌蛋白被命名为凝血杀菌素或凝血酶诱导的血小板抗菌蛋白(thrombin-induced platelet microbicidal proteins，tPMP)。与同基因的菌株相比，对 tPMP 敏感的菌株不易造成感染。近年研究证实，这种蛋白在微生物的刺激下或血小板激动剂的作用下主要由血小板释放，同时也可以由内皮细胞、中性粒细胞、淋巴细胞和单核细胞等少量释放。为了便于与其他来源的抗菌肽区分，统一命名血小板源性抗菌肽（platelet-derived antibacterial peptides，PDAP）。PDAP 的发现使现代医学对血小板的认识有更深刻的理解。血小板激活后释放大量的 PDAP。PDAP 分子量小，不具有抗原性，对原核生物细胞有很强的杀灭活性，对真核生物的正常细胞则无明显毒性作用。抗菌肽的抗菌作用并不涉及特殊受体，直接通过物理作用造成细胞膜的穿孔达到广谱抗菌的效果，因而不会诱导抗药株的产生。PDAP 属于小分子多肽，在动物体内容易降解，不会产生不良反应及残留。PDAP 和其他来源的抗菌肽比较，抗菌谱更广，杀菌能力更强，抗菌作用更依赖于结构上 C 末端的 α 螺旋。总之，PDAP 除了具有杀菌作用外，还在凝血、止血、炎症调节、组织修复、组织再生、新生血管形成等病理生理过程中具有重要作用。这将在组织修复领域发挥巨大潜能。

6.1.2 浓缩血小板的发展历史

浓缩血小板血浆，又称富血小板血浆（platelet-rich plasma，PRP），是浓缩血小板产品中应用最广、最多，也是最为人熟知的一种（图 6.1）。浓缩血小板产品其血小板计数高出正常人全血中血小板计数的 3 倍以上。其他浓缩血小板相关产品还包括血小板凝胶（platelet gel，PG）、富血小板生长因子血浆（preparation rich in growth factors，PRGF）和血小板裂解物（platelet releasate），被用于诸多临床科室的治疗。浓缩血小板血浆释放的各种生长因子作用更强，可以在一定时间内发挥更大的效应。由于白细胞和血小板在离心时沉降速度相近，制作浓缩的血小板产品过程中血小板和白细胞若不经特殊处理会沉降在同一层面，浓缩血小板所含有高浓度的白细胞既可以帮助机体清除局部病原体、增强局部的抗感染能力；又可以帮助机体清除局部的坏死组织、明显加快局部损伤组织的修复速度，从而有力地促进局部损伤组织的修复。1965 年，Movat HZ 发表文章提出，富血小板血浆（PRP）中的血小板释放腺苷二磷酸

(ADP),与血小板聚集和吞噬作用密切相关。20 世纪 70 年代,被用于心脏手术阻止自体血过度灌注。自此后,PRP 被运用于很多医学领域,特别是被用于软组织的修复与再生。2001 年 Margolis 等开始将自体富血小板凝胶用于糖尿病足溃疡的治疗。

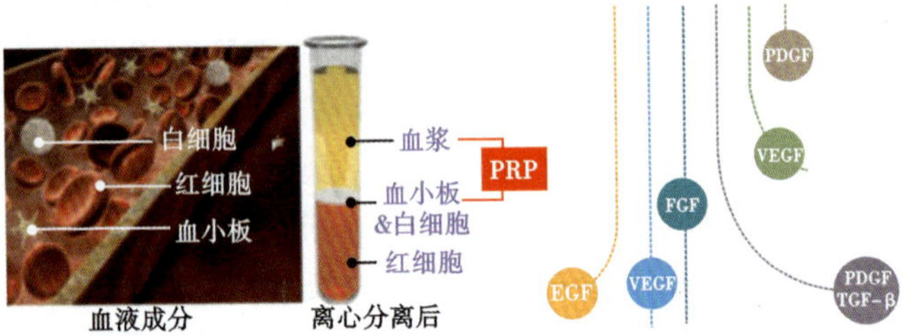

图 6.1 富血小板血浆

从全血中分离出含有高浓缩血小板的血浆,当其脱颗粒活化后释放各类活性因子

有人将临床所用的浓缩血小板(platelet concentrates,PC)人为地分为两代:第一代,包括富血小板血浆(PRP)、浓缩血小板(PC)和血小板凝胶。根据成分又可分为纯血小板血浆(pure-platelet rich plasma,P-PRP)和富白细胞-血小板血浆(leukocyte-platelet rich plasma,L-PRP)。第二代为富血小板的纤维蛋白(platelet rich fibrin,PRF)。2001 年由法国人 Choukroun 最早提出。第二代的血小板浓缩物消除了与使用牛凝血酶相关的风险。PRF 的流程很简单:一个血液样品取自无抗凝剂在 10 ml 管中,台式离心机以 3 000 r/min(约 400×g)立即离心 10 min。PRF 与 PRP 都含有高浓度的血小板,两者的区别在于 PRF 是固态的,且 PRF 的制备更简单:不加抗凝剂的血液样本放入离心管中,在约 400×g 的离心力下离心 10 min 后得到的位于血浆和红细胞之间的凝块就是 PRF,PRF 内含有大量的白细胞。浓缩生长因子(concentrated growth factor,CGF)是 Sacco 首先研发的其中含有高浓度的各类生长因子及纤维蛋白。首先采集 9 ml 患者的静脉血,注入试管中,注满后勿摇动,立即放入离心加速机的转筒中。设定制备 CGF 程序,旋转 12 min

后,可见试管中分为3层(最上层为血清,中间为纤维蛋白层,底层为红细胞及血小板)。将血清分离出来,存储在含稀释抗菌溶液(Lincocin 600 mg)的存储器皿中。与其他所有的血小板浓缩剂尤其是PRP不同在于,CGF的提取技术除了血液之外不再要求添加任何成分。另外,具有输血资质单位分离产生的纯血小板产品再制作成的血小板凝胶(PG)。血小板胶的制备始于20世纪90年代初,是多细胞成分分离技术的副产品。把PRP与钙离子及凝血酶混合,可快速形成一种胶状物,因血小板来自患者本人,也称自体血小板凝胶(autologous platelet gel,APG)。这些产品均能释放生长因子,参与促进趋化和促有丝分裂,以及调节组织愈合、再生和细胞增殖的功能。用于术中止血、封闭创面、修复缺损组织、治疗各种原因引起的急慢性皮肤缺损等,既满足了早期创面愈合所需凝血、趋化细胞因子的作用,又有后期促生长、快速修复的效果。

PRF的优点就是不需要激活完全安全;标准化的制备流程;PRF中含有TNF-α,TNF-α活化单核细胞,增强其吞噬和促进中性粒细胞的细胞毒性作用;PRF中存在的高密度质地坚实的血纤蛋白为粗大的簇状凝集物,在组织修复中起支架作用;PRF是血管化过程中的天然诱导物,可以促进血管新生。其主要发挥作用的途径有:①PRF的纤维结构可网罗VEGF并以高亲和力与其结合,促进新生血管形成;②PRF刺激αVβ3整联蛋白表达,进而介导细胞黏附在纤连蛋白和玻连蛋白;③PRF的纤维结构可网罗黏多糖,后者与细胞因子高亲和,两者结合后启动Toll样受体4等信号转导通路,支持细胞迁移和组织愈合。

PRP可以即制即用,即大量文献描述的新鲜法,也可以采用冻干法保存,冻干法PRP比新鲜组PRP都明显促进了创面愈合,其组织再生效果更好。多个学者将可降解的明胶水凝胶混合制成缓释PRP,可以达到缓慢释放生长因子的目的,将这种缓释PRP用于脂肪移植,可以增加缺血再灌注的血流,促进血管生成。可生物降解的静电纺丝纳米纤维PRP能促进细胞黏附和增殖(图6.2)。

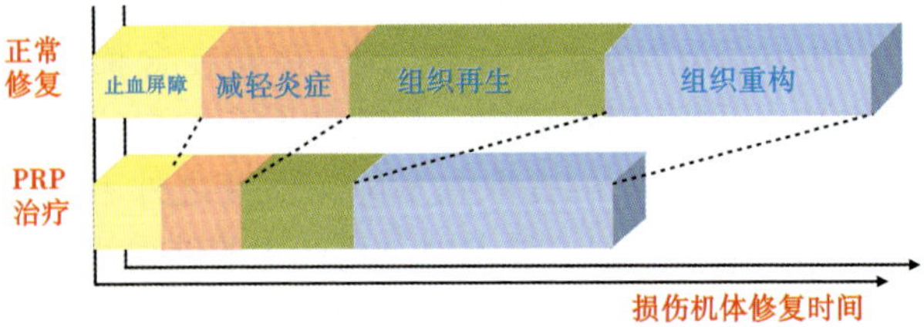

图 6.2 PRP 促进创面修复的过程

PRP 参与创面愈合的各阶段,且通过不同的活性因子参与愈合过程中不同的生物学行为

富血小板血浆与创面愈合

6.2 浓缩血小板血浆的分离制备

6.2.1 浓缩血小板血浆的分离方法

浓缩血小板血浆的分离方法主要有血浆分离法(apheresis method)和白膜法(buffy coat method)两种。前者是先将抗凝新鲜血进行轻离心后,将白膜层以上的 PRP 挤入血浆袋再次离心浓集,保留少量血小板血浆(platelet poor plasma,PPP)与沉积的血小板;白膜法是先将抗凝新鲜血进行轻离心后,保留白膜层以上 40 ml 余浆再加上白膜层红细胞约 60 ml,再离心沉淀后分出红细胞以上的混浊血浆。Andris 等用上述两种分离法对来自马的血小板进行浓缩后发现,白膜法分离的血小板浓度可达全血的 9.2 倍,$TGF\text{-}\beta_1$ 浓度

为全血的 2.8 倍;血浆分离法分离的血小板浓度可达全血的 5.2 倍,TGF-β_1 浓度为全血的 4.3 倍,TGF-β_2 浓度为全血的 3.6 倍。随着 PRP 在临床上的广泛应用,许多专业的 PRP 自动血液分离仪器应运而生。目前,市场上至少有 10 种以上的此类仪器。如果正确操作并处理血液样本,这几种仪器的分离效果应该差别不大。大部分仪器采用的是白膜法。仪器分离简单迅速,可将分离后剩下的血液成分及时回输到患者体内。

制备 PRP 时,需要在血液中加入抗凝剂,常用抗凝剂为 10% 枸橼酸钠和 EDTA。在离心过程中必须保持无菌,并且在血小板未溶解或破坏的高浓度下分离。PRP 中所含的血小板浓度和活性,与制备时的离心次数、离心力和离心时间有明显的因果关系,不同的制备方法获得的 PRP 中血小板的浓度也不相同,即为全血中的 1.9~10 倍。有学者把 4 种制备 PRP 的方法即 Anitua 法、Petrungaro 法、Landesberg 法和 Aghaloo 法进行了对比研究,结果发现,Landesberg 法(分 2 次离心,第 1 次 200×*g* 离心 10 min,第 2 次 200×*g* 离心 10 min)制作的 PRP 中血小板浓度高,活化率高,是较理想的制作方法。有些 PRP 仪不能产生足够数量的、促进愈合的浓缩的血小板,这可以解释许多关于使用 PRP 无效的研究。近几十年对 PRP 的制备有很多种方法,手工制作的方法主要有:Anitua 法、Sonnleitner 法、Landesberg 法、Petrungaro 法、Aghaloo 法、白细胞层法(表 6.1)。

表 6.1　富血小板血浆(PRP)离心方法

离心法名称	方法	作者
Anitua 法	160×*g* 离心 6 min,试管里的全血分为 3 层,上层是上清液,下层是红细胞,两层交界处可见一薄浅黄层,即为富血小板血浆层。吸取上清液至交界面上 3 mm 弃掉,再吸取全部上清直至交界面下约 3 mm,轻摇即得到富血小板血浆,其血小板的平均浓度约为 433 000/mm^3	Anitua E

续表 6.1

离心法名称	方法	作者
Sonnleitner 法	离心 2 次,第 1 次以 160×*g* 离心 20 min 后,吸取全部上清弃掉,再吸取薄层血小板层和交界面 6 mm 以上成分转入另一支离心管,再以 400×*g* 离心 15 min,移除交界面上成分,剩余成分振荡混匀,即得富血小板血浆。其血小板浓度甚至超过 2 000 000/mm^3,达正常血小板浓度的近 10 倍	Sonnleitner D,et al
Landersberg 法	先以 200×*g* 离心 10 min,吸取全部上清液至交界面下 3 mm,移至另一离心管,平衡后以 200×*g* 再次离心 10 min;离心管中液体分为 2 层,上层上清液为贫血小板血浆,下层为血小板浓缩物,吸取约 3/4 上清液弃掉,剩余振荡混匀即为富血小板血浆。Landersberg 认为离心力超过 250×*g* 易导致过多血小板破坏,此法得到的富血小板血浆,其血小板浓度平均可达到 687 000/mm^3	Landesberg R,et al
Petrungaro 法	采用 2 次离心,第 1 次 1 500×*g* 离心 6 min 后,吸取全部上清液至交界面下 3 mm,移至另一离心管,平衡后再次 1 000×*g* 离心 6 min。离心管中液体分为 2 层,上层上清液为贫血小板血浆,下层为血小板浓缩物。吸取约 3/4 上清液弃掉,剩余成分振荡摇匀,即可	Petrungaro PS
Aghaloo 法	同样两次离心且成分转移方式同 Landersberg 法,第 1 次以 215×*g* 的力离心 10 min,第 2 次以 863×*g* 的力离心 10 min 得到富血小板血浆,其血小板浓度为 1 050 000/mm^3	Aghaloo TL,et al
白细胞层法	白细胞层法又称白膜层法,首先将新鲜全血在 6 h 内离心后分离出白膜层(富血小板血浆层),再将白膜层轻摇混匀后再次低离心力离心,即可得富血小板血浆。与传统离心法相比,白细胞层法得到的富血小板血浆中白细胞含量低,血小板损伤降低,反映血小板激活程度的血小板膜表面 CD62p 表达率明显降低	Bertolini F,et al

自动制备法是使用血细胞分离仪器等专业设备离心分离，从而获取富血小板血浆的一种方法，同时红细胞、白细胞和血浆还可输回供血者体内。目前主要有 SmatPReP、PCCS、PRGF Kit、Trissee、Clinaseal Sealed Technology Centrifuge、ACE Surgical、Curasan、Platelet concerntrate collection 等。

对于各系统设备来说，其获得的富血小板血浆中血小板浓度不尽相同。Marx 报道 PCCS 获得的血小板浓度平均值为 939 000/mm^3，Curasan 系统为 344 000/mm^3，SmartPReP 系统为 1 086 000/mm^3。浓缩血小板制备的方法很多，设备要求规格不一。主要缺点：①易发生污染，开放式的制备体系、多个容器间的转移等因素；②易激活，多步骤流程增加血小板被激活可能性；③操作人员的操作差异影响 PRP 中血小板的数量与浓度；④血小板获取率较低且各指标变异系数较大。Weibrich 等认为，PCCS 和 SmartPReP 系统得到的富血小板血浆血小板和生长因子浓度最高，并且血小板破坏最少。但此类方法操作技术要求较高，设备昂贵，多为血液制品相关机构使用，且制备的血小板不易保存，总体成本较高。因此，目前并未在临床广泛应用。

浓缩血小板的制备流程见图 6.3。

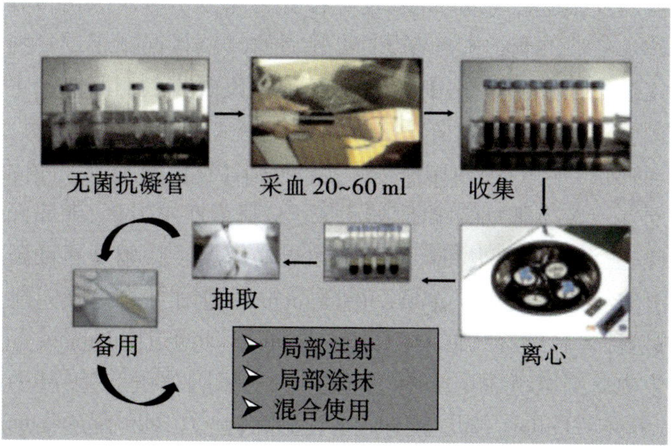

图 6.3　浓缩血小板的制备流程

富血小板血浆的制备过程

6.2.2 浓缩血小板血浆的作用机制

目前的研究发现，浓缩血小板产品在急慢性创面治疗过程中主要通过以下几方面发挥作用。

6.2.2.1 释放生长因子及其作用

当 PRP 被凝血酶激活后，可释放出多种加速创伤愈合的生长因子：转化生长因子-β（TGF-β）、血小板衍生生长因子（PDGF）、胰岛素样生长因子（IGF）、血管内皮生长因子（VEGF）、表皮生长因子（EGF）等。其中 TGF-β 包括 TGF-β_1 和 TGF-β_2，PDGF 包括 PDGF-AB、PDGF-AA 和 PDGF-BB。TGF-β 促进成纤维细胞、前成骨细胞和血管内皮细胞的有丝分裂；促进细胞外基质（ECM）如胶原蛋白、纤维粘连蛋白的表达和抑制 ECM 的降解，对细胞的形态发生、增殖和分化过程起着重要作用。PDGF 是最早出现在创伤部位的生长因子。人体中多种细胞如血管内皮细胞、成纤维细胞、巨噬细胞、骨髓基质干细胞等均存在 PDGF 受体。PDGF 具有促进有丝分裂（使创伤局部各种参与修复的细胞成倍增殖）、促进血管生成、增加胶原蛋白合成、激活巨噬细胞和其他细胞因子的作用。巨噬细胞被激活后具有清除坏死组织和作为第二阶段各种细胞因子的释放体两大作用，对创伤中后期持续修复至关重要。VEGF 通过自分泌或旁分泌与血管内皮细胞表面受体结合，促进内皮细胞增殖、诱导新生血管形成，为局部骨再生及代谢提供有利的微环境。IGF 刺激细胞的有丝分裂，诱导细胞分化或促进分化功能的表达。实验证明，IGF 与

PDGF 具有协同作用。EGF 是一种强有力的细胞分裂促进因子,刺激体内多种类型组织细胞的分裂和增殖,同时能促进 ECM 的合成和沉积及纤维组织的形成。VEGF 促进血管生长,并可加速慢性创面的愈合。

6.2.2.2 纤维蛋白支架作用

浓缩血小板产品因含有纤维蛋白、纤维结合蛋白和玻璃粘连蛋白等蛋白质,具有细胞黏附和引导功能。当其凝固后,可形成一个三维纤维蛋白支架,对促进细胞黏附、防止细胞流失有一定的作用,保证生长因子可以相对自由的趋化。同时,纤维蛋白起到牵拉创面使创缘向中心移动,促进溃疡向中心聚拢,缩小创面,加速愈合的作用。

6.2.2.3 封闭保护创面作用

浓缩血小板产品若形成凝胶,涂于创面表面,既可以封闭保护创面有效地避免外界的污染,同时形成一个相对潮湿低氧有助于细胞生长繁殖的微环境,进一步促进细胞因子和生长因子分泌,加速成纤维细胞的增殖、毛细血管的新生、新鲜肉芽组织生成、角质形成细胞迁移与爬行,有助于创面的愈合。

6.2.2.4 抗菌作用

浓缩血小板中还富含具有抗菌作用的白细胞和单核细胞,血小板活化后血小板内的 α 颗粒释放出抗菌肽、趋化因子、组胺、腺苷、免疫球蛋白、血小板杀菌蛋白等多种抗菌活性物质,可抑制或杀灭病原体,趋化和激活粒细胞,间接发挥一定的抗感染作用。1992 年,Yeaman 等发现,在生理浓度凝血酶刺激下,兔血小板能释放一种小分子量的抗微生物蛋白。随后纯化得到了这种蛋白,不仅证明其能以剂量依赖的方式杀灭金黄色葡萄球菌、大肠埃希菌、白念珠菌,而且提出血小板通过局部释放抗菌蛋白对抗组织损伤或微生物聚集,在宿主对抗感染中发挥重要作用的假说。2002 年,该研究团队用反相高效液相色谱方法从凝血酶刺激后的人血小板上清中纯化分离得到了 7 种抗菌活性肽:血小板因子-4(platelet factor-4,PF-4)、调节活化正常T细胞表达和趋化因子(regulated upon activation normal T-cell expressed and secreted chemokine,RANTES)、结缔组织活性肽-3(connective tissue active peptide-3,CTAP-3)、血小板碱性蛋白(platelet basic protein,PBP)、胸腺素β-4(thymosin β-4,Tβ-4)、纤维蛋白肽B(fibrinopeptide B,FP-B)、纤维蛋白肽A(fibrinopeptide A,FP-A)。证明它们能以剂量依赖的方式杀灭细菌(金黄色葡萄球菌、大肠埃希菌)和真菌(白念珠菌、新型隐球菌),并在感染性心内膜炎动物模型中证实了血小板对金黄色葡萄球菌的抗菌作用。

6.2.2.5 其他

浓缩血小板中还有很多与组织修复和再生相关的小分子肽、miRNA等活性物质,对于这些物质的成分目前尚没有完全弄清,有待进一步探索。

6.3 浓缩血小板产品在急慢性创面的临床应用

随着PRP在创伤愈合和组织再生过程中的分子和细胞作用机制的阐明,以及PRP分离仪器的研制,PRP迅速地被应用于美容外科、整形外科、颌面外科、烧伤外科以及矫形外科。在创面愈合过程中,浓缩血小板的应用得到越来越多人们的认可。

浓缩血小板在创面愈合中的应用方式主要有:直接注射于创周、涂抹于创面或两者联合使用。也可以联合其他先进敷料或技术(如负压封闭引流创面治疗技术等)。浓缩血小板目前多来自患者自体,同源异体相关研究仍在研究探讨之中。

6.3.1 浓缩血小板产品治疗急性创面

PRP用于急性软组织损伤的创面,可以有效促进组织再生及创面愈合。在创伤发生早期,血小板通常可以作为创面封闭剂实现早期的创面覆盖,同时作为一种缓释体系可以在一定时间内实现大量生长因子或细胞因子的释放,对促进创面细胞增殖及验证调节具有重要作用。血小板积聚及活化可以激活纤维蛋白原参与创面止血，同时为各类修复细胞的黏附、聚集提供支架作用，为创面的修复创造良好的局部环境。Kazakos 等将 PRP 凝胶用于下肢急性组织损伤后，发现 PRP 组的创面愈合率远远高于对照组，愈合时间平均缩短 50%。在刃厚皮供皮区域应用 PRP，发现 PRP 可较快实现上皮化，减轻患者创面局部的疼痛感。但也有研究表明，体外激活后的 PRP 对急性供皮区创面的上皮化无明显促进作用，可能因为激活后的 PRP 中存在某些抑制上皮化的因素。

Hom 等用激光在 8 个健康志愿者双侧大腿上做了直径为 4.0 mm 的全层皮肤缺损创口，其中一侧给予自体 PG 治疗，另一侧使用普通抗生素软膏，经过 42 d 的观察，发现前者的愈合效果明显优于后者，能有效促进健康人的全层皮肤愈合。饶忠等的研究结果表明采用自体 PRP 对重度烧伤创面的治疗效果优于常规治疗方法。

2014 年，王利等为评价浓缩血浆对急性创伤的疗效，用计算机检索 1950 年 1 月至 2014 年 2 月期间在 PubMed 数据库、Cochrane 图书馆的临床对照试验数据库（CENTRAL，2014 年第 4 期）、中国期刊全文数据库（CNKI，1979 年 1 月至 2014 年 2 月）、中国生物医学文献数据库（CBM，1978 年 1 月至 2014 年 2 月）、万方数据库（1990 年 1 月至 2014 年 2 月），对纳入文献的参考文献进一步扩大检索。纳入的随机对照试验（randomized controlled trial，RCT）依据 Cochrane 风险偏倚评价工具进行质量评价。采用 RevMan5.1 软件进行统计分析，评价 PRP 对急性创伤的疗效。纳入随机对照试验文献由 2 名研究者采用盲法依据 Cochrane 风险偏倚评价工具进行质量评价。从随机序列的产生、分配隐藏、盲法实施、结果数据完整性、选择性报告、其他偏倚来源等方面对偏倚风险进行评价。初步检索到文献 957 篇，对检索文献进行初步分析，共得到有关浓缩血小板血浆用于创面愈合方面的临床文献 105 篇，阅读全文后，排除慢性创面、牙科创面、病例报告类文献，最终纳入 13 篇 RCT 研究，共纳入患者 982 例，其中 PRP 组 490 例，对照组 492 例；13 篇 RCT

均为英文文献，其中1篇来自亚洲，2篇来自美洲，10篇来自欧洲。系统评价及分析结果显示：与对照组比较，PRP组创面愈合时间短，住院时间短[均数差（*MD*）= −1.45，95% *CI*：−2.07 ~ −0.83；$P<0.01$]。系统评价及分析结果提示：PRP能够加速急性创面愈合，减低创面愈合障碍发生率，同时减少创伤后输血量，减轻创伤后患者疼痛，缩短住院时间，对减少创面感染也有一定疗效。

【典型病例6.1】

患者女性，40岁。面部行点阵激光治疗后形成的创面，采用PRP涂抹外用，加速创面修复（图6.4）。

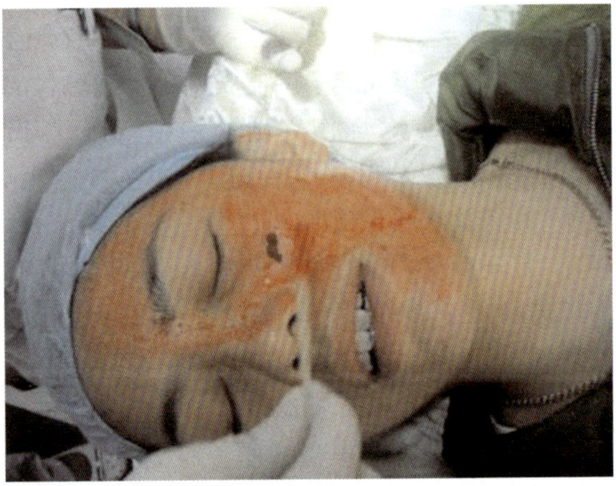

图6.4 PRP涂抹面部行点阵激光治疗后创面

【典型病例6.2】

患者男性，25岁。面部痤疮后瘢痕行激光治疗后形成的创面，采用PRP涂抹外用，加速创面修复（图6.5）。

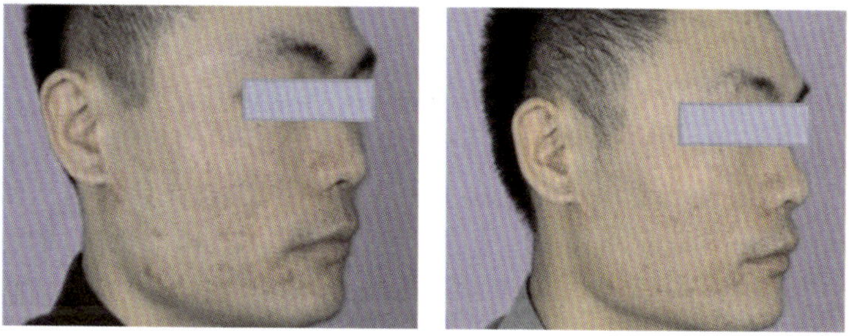

图 6.5 PRP 涂抹面部痤疮后瘢痕行激光治疗后创面

6.3.2 浓缩血小板产品治疗慢性创面

慢性创面难以愈合的重要原因之一是创面局部缺乏必需的生长因子，将创面组织研磨、离心后取上清液检测显示，其相关因子的含量非常低。而传统的治疗方法，如创面换药、外科清创及皮肤移植等，难以提供慢性创面愈合所需的生物活性因子。现有证据表明，PRP 促进慢性创面愈合的效果优于传统治疗。Yuan 等将 PRP 用于临床治疗 3 例慢性创面患者取得了较好的治疗效果。Yotsu 等将 PRP 用于治疗糖尿病创面、动脉型溃疡及结节性动脉炎创面，同样取得了良好的治疗效果。Anitua 等用 PRP 治疗慢性皮肤溃疡创面，结果表明实验组创面愈合率为 72.9% ±22.3%，而对照组仅为 21.5% ±33.6%。

冉兴无研究团队，2008 年报道了使用自体 PRP 治疗难治性皮肤溃疡患者 142 例，证实了应用自体 PRP 治疗的有效性。刘贯英等于 2014 年 1 月至 2015 年 4 月对收治的 60 例糖尿病足病患者（Wagner 分级 2～3 级）进行自体富血小板凝胶（autologous platelet-rich gel，APG）的治疗性观察。将所有患者随机分为自体富血小板凝胶治疗组和重组牛碱性成纤维细胞生长因子凝胶对照组。两组均给予两组患者均经胰岛素控制血糖（血糖控制目标：餐后血糖控制在 7.8 mmol/L 以下），调脂、降压、抗凝、改善微循环、营养神经、抗感染等全身治疗；局部创面给予糖尿病足溃疡标准处理：清创、引流、制动减压（卧床休息或轮椅，必要时外固定）；适当抬高患肢，更换敷料等。观察8周，通过创面愈合率、创面治愈率、创面愈合时间、窦道封闭时间、不良反应等方面的比较，定性、定量地评价自体富血小板凝胶在糖尿病足溃疡修复中的有效性和安全性。根据表浅溃疡面积（1 cm^2∶10 ml）或深部窦道体积（1 cm^3∶10 ml）取患者自身外周静脉血，经两次离心，离心温度设为22 ℃，先以2 000 r/min离心4 min，汲取上层血浆至红细胞层上1 mm于另一无菌离心管，再以4 000 r/min离心6 min，弃去上层血浆，剩余下层（下层与静脉血之比为1∶10）摇匀后即为PRP。凝血酶溶于氯化钙注射液配制成1 kU/ml的凝血酶-钙剂。将PRP与凝血酶-钙剂按10∶1用三通注射器同步匀速填充于深部窦道溃疡内或均匀喷洒于表浅溃疡表面，待其混合凝固即可形成APG。结果发现，APG治疗组与传统对照组从样本整体溃疡、表浅溃疡、窦道溃疡、Wagner2级和Wagner3级5个层次比较，两组的创面治愈率在样本整体溃疡（93.33%∶63.33%，$P=0.005$）、窦道溃疡（84.62%∶36.36%，$P=0.033$）、Wagner3级（81.82%∶30%，$P=0.030$）差异有统计学意义，在表浅溃疡（100%∶78.95%，$P=0.106$）和Wagner2级（100%∶80%，$P=0.106$）差异无统计学意义；两组在样本整体溃疡、表浅溃疡、窦道溃疡、Wagner2级和Wagner3级5个层次的溃疡愈合时间中位数分别为（31∶41.5）d，（23∶32）d，（32∶56）d，（25∶32）d，（38∶56）d，差异均有统计学意义（$P<0.05$）。以上结果说明，在窦道溃疡和Wagner3级糖尿病足的治疗方面，血小板凝胶治疗组明显优于传统治疗组，且治疗过程中未见明显不良反应。

李志恒等对自体富血小板凝胶治疗糖尿病足进行Meta分析，全面检索PubMed、EMbase、The Cochrane Librair、中国期刊全文数据库、维普中文科技期刊全文数据库、中国生物医学文献数据库、万方数据库等。并手工检索相关会议记录、参考文献、学位论文，必要时与作者联系获取相关数据。由两名评价员按照纳入与排除标准独立筛查文献，纳入符合标准的 APG 治疗 DF 的随机对照试验（RCT），并应用 Cochrane 协作网推荐的文献质量评价标准，进行文献质量评价，数据提取。所得结果由评价员进行交叉核对，当意见不统一时，通过讨论或交由第三方决定。所获数据使用 RevMan 5.3 软件进行合并分析。符合纳入标准 RCT 共 15 篇，均为 APG 与常规治疗对照，共包含 722 例患者。研究结果显示：①APG 治疗 DF 与常规治疗相比，溃疡愈合率显著提高，具有统计学意义（$P<0.001$）。②亚组分析 APG 与常规治疗相比，Wagner 分级各级溃疡愈合率分别是，Wagner1 级的溃疡愈合率无显著差异（$P=0.13$）；治疗 Wagner2 级时，APG 组的溃疡愈合率优于常规治疗组（$P=0.01$）；对于 Wagner3 级患者，APG 治疗溃疡的愈合率优于常规治疗组（$P=0.003$）。③自体富血小板凝胶治疗与常规治疗 DF 比，缩短了溃疡愈合时间（$P<0.001$）。④亚组分析 APG 与常规治疗 DF 相比，Wagner1~3 级溃疡愈合时间均明显缩短，具有统计学意义（$P<0.001$）。⑤尚未发现与 APG 治疗相关的不良反应及并发症，且 APG 治疗住院费用低于常规治疗，此尚需更多大样本临床研究予证实。总之，APG 治疗 DF 与常规治疗相比，可提高溃疡愈合率，缩短愈合时间，并不增加住院费用，是一种新型的安全有效的治疗 DF 方法。

2017 年，赵月强等报道，将 49 例慢性难愈性创面患者，随机分为 PRP 治疗组和常规换药对照组。PRP 组 23 例，给予清创加自体 PRP 创面内注射和凝胶覆盖，治疗 1 周即更换 PRP 凝胶，3 次治疗为 1 个疗程；对照组 26 例，采用传统换药为主的治疗方法，治疗过程中根据情况采用植皮术、皮瓣转移等手术方法加速创面愈合。3 周后观察治疗效果。结果所有患者均于首次治疗后获随访，随访时间 1~4 个月。PRP 组患者在 2~3 次 PRP 治疗后，可发现创面明显缩小，坏死组织及脓苔清除，组织色泽健康，血供良好，特别是外露骨或肌腱组织被新生肉芽组织覆盖。对照组患者在 3 周治疗后，创面愈合较 PRP 组面积小，特别是伴有骨或肌腱外露创面，新生肉芽覆盖较差。本项临床的观察提示，PRP 凝胶能有效促进难愈性创面软组织缺损修复，增加局部血运，加速慢性难愈合创面愈合。在伴有骨或肌腱外露的小面积慢性难愈性创面上使用 PRP 具有一定的治疗作用。

张鲜英于 2007 年发表文章，其收集 2007 年 1 月至 2016 年 1 月 12 例慢性放射性溃疡患者，采用肌皮瓣、轴形皮瓣、任意皮瓣修复，其中腹直肌肌皮瓣 3 例，臀大肌肌皮瓣 1 例，阴股沟皮瓣 1 例，腰横筋膜皮瓣 2 例，任意型皮瓣 4 例，富血小板血浆（PRP）+网状皮片移植修复 1 例。应用负压封闭引流创面治疗技术 5 例。结果表明，12 例移植皮瓣或皮片均成活良好。术后随访 4 个月至 8 年，平均 2.9 年，除 1 例因原发病死亡外，无溃疡复发。本项观察证实，彻底清除创面坏死组织，保持良好的创基和湿润环境是创面修复成功的关键，持续 NPWT 及 PRP 技术是放射性溃疡治疗的辅助手段。

【典型病例 6.3】

患者女性，78 岁。糖尿病。左足踇趾溃疡行外科切除术后，创面不愈，应用 PRP 治疗 1 个半月，完成再上皮化（图 6.6）。

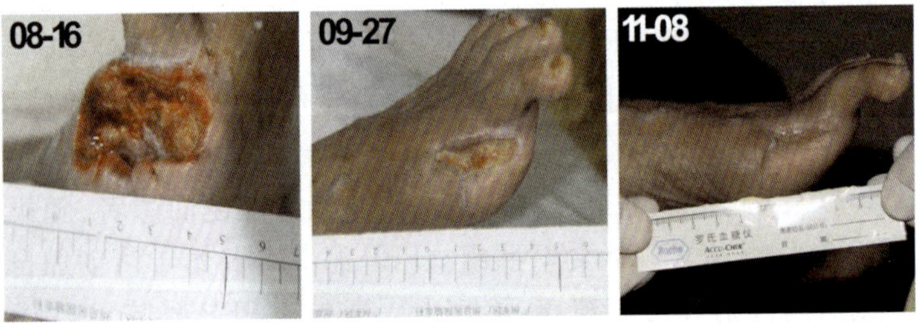

图 6.6　应用 PRP 治疗左足踇趾溃疡切除后创面

【典型病例 6.4】

患者男性，46 岁。糖尿病足。左足踇趾破溃清创术后，应用 PRP 治疗后愈合（图 6.7）。

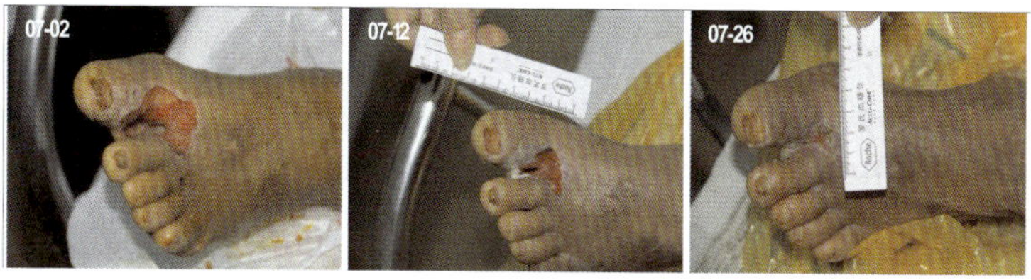

图 6.7 应用 PRP 治疗左足䠀趾破溃清创术后创面

【典型病例 6.5】

患者女性,46 岁。糖尿病足。右足外踝、左足内踝慢性溃疡,应用 PRP 治疗第 3、6、9、12、15 天的情况,见图 6.8。

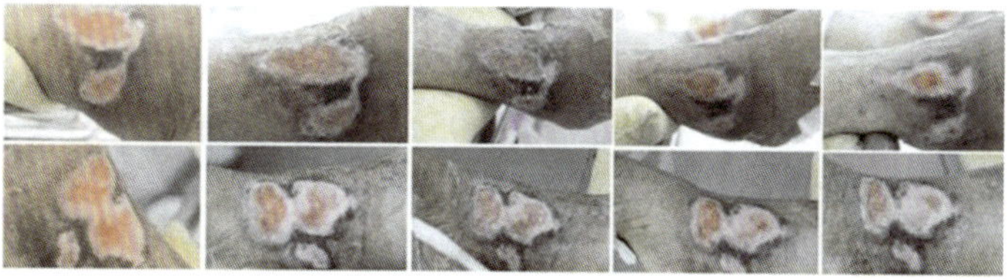

图 6.8 应用 PRP 治疗右足外踝、左足内踝慢性溃疡

但是,目前 PRP 在治疗慢性创面方面的有效性仍有一定争议。Martinez-Zapata 等通过 Meta 分析认为,自体 PRP 用于慢性创面治疗的有效性尚不能明确,可能与大规模临床随机对照研究缺乏有关。

6.3.3 与其他创面治疗技术的联合使用

6.3.3.1 与负压创面治疗技术联用

2016 年,郝岱峰应用富血小板血浆(PRP)联合持续负压创面疗法(NPWT)治疗开胸术后切口不愈合伴胸骨骨髓炎和窦道的疗效。回顾性分析 2011 年 3 月至 2015 年 6 月收治的 62 例开胸术后切口不愈合伴胸骨骨髓炎和窦道患者,按是否采用 PRP 治疗,将 2011 年 3 月至 2012 年 12 月收治的 22 例患者纳入单纯 NPWT 组,2013 年 1

月至2015年6月收治的40例患者纳入联合治疗组。单纯NPWT组患者于清创手术后仅行持续NPWT(负压值为-15.96~-13.30 kPa);联合治疗组患者于清创手术后使用当天制备的PRP凝胶[PRP中血小板计数(1 450~1 800)×10^9/L,每次使用10~15 ml]填充窦道及创面,而后行持续NPWT。2组患者均每5 d更换负压材料,直到术后20 d,联合治疗组患者更换负压材料前补充PRP凝胶。记录2组患者窦道封闭时间、创面愈合时间,行二次修复手术例数及创面愈合后3个月内窦道复发例数及住院时间。对数据行t检验、Fisher确切概率法检验、χ^2检验。观察结果显示:联合治疗组患者窦道封闭时间、创面愈合时间、住院时间分别为(16±8)、(27±13)、(43±13)d,均明显短于单纯NPWT组的(29±14)、(41±17)、(60±20)d,t值为3.88~4.67,P值均小于0.01。联合治疗组患者行二次修复手术例数明显少于单纯NPWT组($P<0.01$)。2组患者窦道复发例数相近($P>0.05$)。结论:与单纯NPWT相比,PRP联合持续NPWT能有效治疗开胸术后切口不愈合伴胸骨骨髓炎和窦道的患者,显著缩短窦道封闭时间、创面愈合时间、患者住院时间,避免二次修复手术,且该方法简单易行、损伤小、安全可靠。

6.3.3.2 与脱细胞异种真皮基质联用治疗创面

郝天智等在2007年1月至2009年12月期间收治深二度烧烫伤患者30例。其中男性19例,女性11例;年龄范围32~57岁,平均42.5岁。烧烫伤面积为总体表面积的10%~48%,部位均为双上肢和(或)双下肢,创面基本对称。伤后至入院时间为30 min~8 h。清创后行削痂手术,一侧肢体创面覆盖自体PRP凝胶和脱细胞异种真皮基质(治疗组),另一侧肢体创面覆盖脱细胞异种真皮基质(对照组)。PRP的制备采用瑞士Regenlab公司产品套装,根据其说明书,使用2个真空采血管,分别制作自体PRP凝胶和自体凝血酶血清(autologous thrombin serum,ATS)。抽取患者外周静脉血10 ml,晃动采血管1~2次,以1 500×g离心8 min。其中一管加入1 ml $CaCl_2$后静置30 min制备PRP凝胶;另一管加入1 ml 95%乙醇摇匀,然后加入1 ml $CaCl_2$摇匀,静置30 min后同上法离心

8 min，制备 ATS。治疗组先将制备的自体 PRP 凝胶与 ATS 按 10∶1 比例混合，均匀涂抹于创面，再将脱细胞异种真皮基质（东方医学研究所有限公司）覆盖创面；对照组直接将脱细胞异种真皮基质覆盖创面；拉展铺平，钉皮机固定，有接口处需重合 2~3 cm。6~8 层消毒纱布包裹，烧伤棉垫包扎固定，红外灯照射辅助干燥。比较两组创面愈合率、愈合时间、感染情况、瘢痕增生情况。研究结果显示，PRP 凝胶联合异体 ADM 治疗患者四肢深二度烧伤创面，创面愈合时间明显缩短，且愈合的皮肤在弹性、色泽、柔软度方面均优于对照侧，远期瘢痕挛缩程度亦明显轻于对照侧。制备成凝胶状的 PRP 不但可以形成保护膜覆盖于创面减轻渗出，而且可以通过缓慢释放延长作用时间，从而发挥更持久作用。

6.4　浓缩血小板在创面治疗中存在的问题与展望

6.4.1　浓缩血小板产品治疗创面存在的问题

虽然浓缩血小板在急慢性创面愈合过程中发挥了重要作用，但存在一些问题。2007 年，吕开阳等对取皮创面的富血小板血浆促愈能力进行观察。选择自体取、植皮病例 10 例，实验组 4 例，对照组 6 例。患者手术麻醉前取 52 ml 自体血，Magellan 自体血小板分离机制备 6 ml 富血小板血浆备用。取皮后，治疗组选择 2% TBSA 面积取皮区用自体富血小板血浆喷洒，对照组不进行特别处理。创面覆盖无菌凡士林纱布，多层无菌干纱布适当加压包扎。术后第 3、7 和 11 天打开外层敷料，记录每次换药 2 组创面疼痛评分、渗出评分，以及创面完全愈合所需时间。结果本临床观察中，自体富血小板血浆具有减轻取皮创面渗出和疼痛的作用，但没有观察到愈合时间明显改变。

我们认为产生治疗效果不稳定或各家报道不一，可能存在以下情况，如：①由于制备浓缩血小板取自于患者自身，故血小板的数量及质量(包括功能)的差异极大,会影响治疗效果,因此患者的营养状况和系统疾病状态(贫血、创伤后应激、糖尿病等)是决定治疗效果的关键。②制备的技术参数各家不一,且转速、温度和转运等均可影响浓缩血小板产品的活性因子释放情况。③创面床的准备使用应尽量在彻底清创,必须控制好感染的前提下,形成良好的受创。④制备自体富血小板凝胶中用到的动物源性凝血酶有携带免疫源性和传染病的风险。

有研究认为,真正的 PRP 应是自体的,因异体血小板没有活力,不能分泌生物活性生长因子,且其细胞膜亦是抗原,可刺激机体产生抗体。国内有学者对传统的 2 次分离法做了改进,摸索出更符合实际应用的 PRP 分离方法。但也有诸多利用同种异体浓缩血小板治疗慢性创面获得成功的报道。

6.4.2 展望

2017 年 9 月 13 日,国际知名咨询公司 Technavio 发布了《全球细胞治疗市场 2017—2021》(*Global Cell Therapy Market* 2017—2021)最新报告。报告指出,在 2017—2021 年期间,全球细胞治疗的市场预计将以 23.27% 复合年增长率持续增长。同时表现出以下特点。

(1)市场快速增长　老龄化和慢性病患病率的逐年攀升成为市场发展的驱动因素。根据预测,未来细胞治疗将主要集中在中枢神经系统疾病、肿瘤、心血管疾病,且增长最快;同时皮肤、软骨组织修复以及糖尿病也将成为主要市场。

(2)细胞制备自动化程度进一步提高　在过去几年里,参与细胞治疗的企业数量显著增多,企业的创新力给市场发展带来了很大的推动力。一些制药巨头、国际著名企业投入大量的科研人员和资本将使自动化标准化水平大幅度提高。

(3)监管政策变革　长期以来,细胞治疗的监管一直是人们关注的焦点。安全性是任何新疗法的基本考虑要素。随着创新技术的发展,各国的监管政策也都在不断地变化。在我国,细胞治疗及临床转化已经成为“十三五”健康保障发展的重大课题。目前,我国国家食品药品监督管理总局药品评审中心正在持续深入推进药品审批制度改革,致力于加强拟作为药品研发的细胞治疗领域的技术审批工作。食品药品监督管理总局药品评审中心发布了《细胞制品研究与评价技术指导原则》(征求意见稿),目前国家食品药品监督管理总局正在根据此前征求的各界意见修订《细胞制品研究与评价技术指导原则》,即将出台。2017 年 7 月,中华人民共和国国家卫生健康委员会和国家食品药品监督管理总局相关负责人曾表示,两部委此前已经就细胞治疗监管思路与举措进行了协商,可能在今年年底或者明年正式出台具体的监管思路和措施,国内行业“无法可依”的局面有望结束。

浓缩血小板产品因其取材方便、制备简单、机体排斥反应小、效果肯定等优点而倍受临床医师的青睐。但另一方面,我们也应该看到,由于对浓缩血小板产品在基础研究和临床应用上还有诸多欠缺,甚至有大量的机制没有探明。如在分子生物学水平促进细胞再生的具体机制以及各生长因子之间如何相互影响尚不清楚;各类浓缩血小板制品的制备尚无统一的标准,不同方法制备的浓缩血小板产品质量参差不齐;不同创面类型、不同愈合阶段所需活性因子各有侧重。甚至还有学者认为浓缩血小板没有显著的促愈作用等。但我们相信随着研究的深入,这些问题将会有得到验证。浓缩血小板是当前安全可行的细胞治疗技术,必将在创面修复领域发挥重要作用。

（程　飚　田　举　孙晓艳）

参考文献

[1] 吕汝举,刘美静. 富血小板血浆(PRP)治疗技术及应用[J]. 中国医疗器械信息,2013,19(10):50-55.
[2] 何元平,伍亮,江永发,等. 富血小板血浆(PRP)治疗压迫性溃疡

的疗效分析[J]. 中国农村卫生,2014(11):37.
[3]赵月强,朱占永,李爱林,等. 富血小板血浆治疗慢性难愈性创面的临床研究[J]. 临床外科杂志,2016,24(3):175-178.
[4]李明,章军辉,李淑敏,等. 应用自体富血小板血浆治疗慢性难愈性创面的实验研究[J]. 中华关节外科杂志(电子版),2016,10(6):34-39.
[5]王君婷,回蔷,郭冰玉,等. 富血小板血浆在慢性创面修复中的应用[J]. 中国美容整形外科杂志,2017,28(1):63-65.
[6]唐明杰,袁霆,欧阳跃平,等. 富血小板血浆促进慢性难愈合伤口修复的研究进展[J]. 临床骨科杂志,2009,12(2):229-232.
[7]仇建军,张长青,袁霆,等. 富血小板血浆及所含相关因子在组织修复再生中的应用与作用[J]. 中国组织工程研究,2009,13(41):8131-8134.
[8]李彬,张科验. 富血小板血浆在烧伤治疗中的应用方法及价值评估[J]. 实用医药杂志,2015,32(8):691-694.
[9]郭彦杰,仇建军,张长青. 富血小板血浆治疗下肢慢性难愈合伤口47例随访研究[J]. 中国修复重建外科杂志,2008,22(11):1301-1305.
[10]陈健民,陈立安,陈梓锋,等. 富血小板血浆修复慢性难愈合伤口的应用[J]. 岭南现代临床外科,2013,13(3):210-213.
[11]王淑君. 血小板胶促进创面愈合的研究进展[J]. 医学研究生学报,2017,30(3):333-336.
[12]吕开阳,夏照帆,朱世辉,等. 自体富血小板血浆对烧伤供皮创面愈合影响的临床观察[C]. 全国烧伤外科学年会. 2007.
[13]王利,谷振阳,高春记. 富血小板血浆对急性创伤愈合疗效的荟萃分析[J]. 中华医学杂志,2014,94(28):2169-2174.
[14]郭彦杰. 富血小板血浆促进下肢慢性伤口的愈合与骨组织修复的研究[D]. 上海:上海交通大学,2009.
[15]江辉耀. 自体富血小板血浆治疗难愈合伤口的研究进展[J]. 首都食品与医药,2016,23(8):23-24.

[16]李艳辉. 血小板凝胶促进创伤愈合的实验与临床研究[D]. 广州:广州中医药大学,2011.

[17]刘哲伟,苏开新,陈军,等. 富含血小板血浆外敷在深二度烧伤创面修复中的临床应用[J]. 天津医药,2014,42(12):1213-1215.

[18]潘红娟,汪丽,刘铁梅. 富血小板血浆成分及其作用的研究新进展[J]. 中国输血杂志,2016,29(12):1408-1412.

[19]刘宸,章宏伟. 富血小板血浆促进慢性创面愈合研究进展[J]. 中华烧伤杂志,2014,30(5):433-436.

[20]邹国友,郑闽前,贾伟涛,等. 自体富含血小板血浆凝胶治疗Ⅳ期褥疮探讨[J]. 中华老年医学杂志,2014,33(12):1338-1340.

[21]李志恒. 自体富血小板凝胶治疗糖尿病足的 Meta 分析[D]. 重庆:重庆医科大学,2015.

7 问题与展望

7.1 细胞治疗中需要注意的伦理学问题

细胞治疗所使用的种子细胞的来源主要有3个:自体、异体、围生期。

采集自体组织的各种细胞,需要首先征得患者的同意,且要全面查体,在确保不会引起二次伤害的基础上采集。

从供体如血液、骨髓等器官或组织收集,需要征得供体提供者的同意,且要对供体提供者进行全面体检,以保障获得优质的种子细胞,并尽可能地排除对受体身体造成伤害的可能;种子细胞的使用要严格控制,不应该无视道德底线地乱用、滥用;种子细胞用于治疗患者前,要充分地向患者说明病情以及细胞治疗的作用机制、可能带来的已知的危害或是未知的影响,让患者理解细胞治疗现状,并征得患者的同意。

从供体如胎盘、脐带、脐带血等器官或组织收集,需要征得产妇的同意,并签署知情同意书,且要对供体提供者进行全面体检,以保障获得优质的种子细胞。

7.2 细胞治疗中需要注意的安全性问题

虽然细胞治疗临床治疗前景看好,但从全球细胞治疗的现状分析,目前细胞治疗临床应用仍有许多难题尚待解决,其中安全性是最为重要的问题。

2017年12月18日,国家食品药品监督管理总局发布了《细胞治疗产品研究与评价技术指导原则(试行)》,被产业界评为"靴子终于落地”。从最终发布的文件名称上看，原来的“细胞制品”改为“细胞治疗产品”，可以看出该指导原则意在推动相关疗法的应用。《细胞治疗产品研究与评价技术指导原则（试行）》指出：由于细胞治疗产品种类多、差异大、性质复杂多变、研究进展快、技术更新迅速、风险程度不同，因此，对于不同类型产品，可基于风险特征和专项控制措施，采用适合其产品的特有技术。细胞治疗产品的风险很大程度上取决于细胞的来源、类型、性质、功能、生产工艺、非细胞成分、非目的细胞群体、全生产过程中的污染和（或）交叉污染的防控，以及具体治疗途径及用途等。不同细胞治疗产品的制备及使用过程可能会给患者带来不同程度的风险。细胞治疗产品应根据不同的风险制订相应的风险控制方案。从细胞治疗产品研发初始，应根据已有认识及其预期用途进行全面分析，并应在整个产品生命周期内不断地收集和更新数据，明确和防范风险。

总之，细胞治疗从临床前研究和临床试验到真正实现临床转化还有一段艰辛的路要走。

7.3 影响细胞治疗转化应用的主要因素

大量的研究数据证明了细胞治疗在皮肤组织创面愈合中的作用，然而实现细胞治疗的临床转化仍然存在一些问题需要进一步解决。

7.3.1 细胞治疗的方式

目前移植的方式主要有系统、局部。尽管系统输注（当然主要是干细胞）可以达到有效的细胞数量，但是现在还没有办法确保细胞更多的归巢到皮肤损伤部位。另外，如果合并其他的损伤（如慢性炎症引起的广泛的代谢综合征），更容易分散输注的细胞治疗的效能，归巢到皮肤损伤部位的细胞数量就更不能保障。局部给予的细胞需要合适的载体或支架，确保移植的细胞能有效定植于创伤部位，并保持活力。目前可以负载细胞的产品，如使用永生化的新生儿的胶质细胞制备的皮肤替代物，或者采用成纤维细胞与胶质细胞制备的双层活性皮肤替代物。另外，一种雾化设备可以将细胞悬液均匀输送到创伤部位，为细胞治疗的临床转化提供了很好的工具。

7.3.2 需要解析移植的细胞与创伤部位不同的免疫细胞之间的相互关系

这关系到合适的细胞移植数量与移植时间，以便发挥最大治疗效应。当修复细胞移植到创伤部位后，与创面的各种细胞相互作用时，可以作为一种药物、蛋白、生长因子调节创面的环境，促进创面愈合。另外，细胞治疗也呈现出主要的治疗潜能，减少或抑制皮肤损伤后的纤维组织的形成与瘢痕的出现。另外，应特别关注慢性难愈合创面的微环境对移植的种子细胞的负反馈调节作用。

7.3.3 细胞移植后创面的存活

无论如何，种子细胞被移植到创伤部位后，由于创伤急、慢性炎症、缺氧、高活性氧物质(reactive oxygen species，ROS)等恶劣的微环境，其生存能力也关系到治疗的效果。先前的研究发现，干细胞所具备的微环境诱导、激活的特性，能增强其修复效应。因此，体外模拟创伤微环境如炎症、低氧等，对干细胞进行预处理，明显增强了MSC的修复效能。怎样更好地模拟不同的皮肤损伤的微环境预处理细胞也是一个值得探讨的问题。

7.3.4 细胞移植与其他治疗策略合力

创面的愈合与修复再生，尽管细胞发挥着巨大的效应，但是愈合另外的两个要素细胞外基质与细胞因子也往往起到关键的作用，皮肤的完美修复不光是恢复结构，更重要的是要修复皮肤附件的功能。因此，在细胞治疗的转化研究中，应充分考虑创面的修复过程中，包括使用细胞外基质、细胞因子等综合策略，在促进创面修复的同时，修复包括汗腺、毛囊等在内的附件的再生。

7.3.5 种子细胞的选择与制备

随着对干细胞治疗机制与临床试验研究的深入,干细胞被越来越多地应用到创面的修复,特别是干细胞多向分化的潜能可以分化为皮肤其他的细胞而被赋予多能的种子细胞。但是,针对皮肤创面不同的微环境,干细胞是否需要与其他种子细胞一并应用仍然需要继续解析。另外,细胞的分化与去分化的机制已经被应用于皮肤创面的修复与再生的基础与临床研究,对于修复缺损的汗腺、毛囊等皮肤附件起到关键的作用,但其中的机制需要进一步解析。

对于种子细胞的制备,是另外一个重要的限制细胞治疗临床转化的问题。细胞离开其生理生存的微环境,在体外需要对其进行大量扩增,涉及了培养的条件问题。如何模拟体内微环境,最大范围地营造体内的环境是需要关注的问题。然而,现有的培养体系还有许多优化的空间。

7.4 细胞治疗未来的研究方向

随着工业化程度的不断进步、人口年龄的增长,以及人们对医疗手段不断进步的需求,越来越多的患者在创面修复过程中寻求一种最低程度的侵入性,细胞治疗显然是能满足上述需求的最好的选择。为此,未来的研究方向在充分解析细胞治疗与创面微环境以及各种辅助策略的基础上,开发出各种各样的商业化的细胞治疗产品,取代传统的治疗方案。

7.4.1 针对外源性细胞的应用策略

7.4.1.1 选择合适的种子细胞的问题

解析创面愈合的微环境的分子与细胞机制,有针对性地选择种子细胞移植治疗。

7.4.1.2 创面微环境的改善

未来的研究应该集中在改善创面床准备和感染控制上,以最大限度地提高细胞的移植，加速细胞培养，以及观察患者的长期功能和美观。因此，必须准确地确定病因和适当的细胞治疗方法，以获得最佳的治疗效果。

7.4.1.3 需要大样本的临床试验

先前的动物模型研究证实了细胞治疗的优越性，而小样本的临床试验研究也进一步验证了有效性，但是要将细胞疗法作为一种标准治疗方法，需要更多的患者进行更多的调查。

7.4.1.4 细胞治疗的频次与量需要确定

细胞治疗在不同研究中发挥着不同的作用，其机制还没有明确，是分化效应、去分化效应、营养作用等还需要进一步的研究来确定。细胞移植到创面后，移植细胞的命运和显示确定效果所需的细胞数量到目前为止还不是十分清晰，这就需要根据细胞治疗具体的机制进一步明确。此外，还需要进一步研究细胞在收获后保持存活的时间长度，并保持生存能力。

7.4.2 针对内源性细胞的应用策略

如何调动创面的细胞参与创伤的修复也是未来需要更多关注的问题。越来越多的研究数据显示了严重创伤的微环境可以促使创面的体细胞去分化为干细胞参与创面的修复，而创伤的微环境可以实现毛囊的新生，结果为模式创伤微环境，实现创面原位修复提供基础。未来研究应该关注利用微环境变化，促进皮肤原位细胞的分化、去分化而达到创面的修复与再生。同时，关注皮肤发育的信号通路的变化规律，借助小分子化合物技术与细胞治疗结合，启动内源性细胞的修复能力。

7.4.3 针对细胞源性产物的应用策略

细胞治疗过程中，细胞发挥治疗效应的机制很大关系上与细胞所分泌的细胞外基质、细胞因子等相关联。随着细胞外基质在生理和病理过程中的重要作用被发现，细胞外基质功能的研究已倍受关注。绝不可认为细胞外基质仅包裹细胞而已，它是细胞完成若干生理功能必需依赖的物质。已知细胞的形态、运动及分化均与细胞外基质有关。细胞外基质能结合许多生长因子和激素，给细胞提供众多信号，调节细胞功能。未来的研究中，应特别关注细胞外基质在细胞治疗中的作用，特别是急性、慢性创面细胞治疗的细胞外基质也是有区别的。

干细胞在创面的修复与再生中的作用越来越受重视，其分泌的外泌体所包含的活性因子、miRNA 等物质，是细胞治疗中传递修复信号的主要途径。未来的研究中，应更加关注不同创面微环境所诱发干细胞分泌的不同外泌体的内含物。解析涉及治疗的分子机制，有利于更有效地控制干细胞治疗效应，同时干细胞所分泌的外泌体更是较好的载送活性物质的载体，用于修复受损细胞的治疗。

（郝好杰　王　钰　史春梦）

参考文献

[1] BRANSKI L K, GAUGLITZ G G, HERNDON D N, et al. A review of gene and stem cell therapy in cutaneous wound healing[J]. Burns, 2009, 35(2): 171-180.

[2] KIM J Y, SUH W. Stem cell therapy for dermal wound healing[J]. Int J Stem Cells, 2010, 3(1): 29-31.

[3] You H J, Han S K. Cell therapy for wound healing[J]. J Korean Med Sci, 2014, 29(3): 311-319.

[4] LI Z, MAITZ P. Cell therapy for severe burn wound healing[J]. Burns Trauma, 2018, 28(6): 13.

[5] LANTIS Ⅱ J C. Update 2012: Regenerative medicine in wounds: Current use of growth factors, cell therapy, and negative pressure wound therapy for chronic wounds[J]. Surg Technol Int, 2011(21): 43-49.

[6] BAGNO L, HATZISTERGOS K E, BALKAN W, etal. Mesenchymal stem cell-based therapy for cardiovascular disease: progress and challenges[J]. Mol Ther, 2018, 26(7): 1610-1623.

[7] VAN KOGELENBERG S, YUE Z, DINORO J N, et al. Three-dimensional printing and cell therapy for wound repair[J]. Adv Wound Care (New Rochelle), 2018, 7(5): 145-155.

[8] MENASCHE P. Cell therapy trials for heart regeneration-lessons learned and future directions[J]. Nat Rev Cardiol, 2018, 15(11): 659-671.

[9] CHU G Y, CHEN Y F, CHEN H Y, et al. Stem cell therapy on skin: Mechanisms, recent advances and drug reviewing issues[J]. J Food Drug Anal, 2018, 26(1): 14-20.

中英文名词对照

5-溴-2′-脱氧尿苷(5-bromo-2′-deoxyuridine,BrdU)
CC 趋化因子受体 4(CC chemokine receptor 4,CCR4)
CXC 趋化因子受体-4(CXC chemokine receptor-4,CXCR-4)
C 反应蛋白(C-reactive protein,CRP)
N-钙粘连蛋白(N-cadherin)
Rho 相关激酶(Rho-associated kinase,ROCK)
TNF-α 刺激蛋白-6(TNF-alpha-stimulated protein-6,TSG-6)
Toll 样受体(Toll-like receptor,TLR)
α-平滑肌肌动蛋白 α-(smooth muscle actin,α-SMA)
β_1-整合素(integrin β_1)
γ 干扰素(interferon-γ,IFN-γ)
白细胞介素-1(interleukin-1,IL-1)
白血病抑制因子(leukemia inhibitory factor,LIF)
苯甲基磺酰氟(phenylmethanesulfonyl fluoride,PMSF)
标记滞留细胞(label retaining cell,LRC)
表皮干细胞(epidermal stem cells,ESC)
表皮-毛囊-皮脂腺单位(epidermo-pilosebaceous unit)
表皮生长因子(epidermal growth factor,EGF)
表皮生长因子受体(epidermal growth factor receptors,EGFR)
表皮增殖单位(epidermal proliferation unit,EPU)
成体干细胞(somatic stem cell)
成纤维细胞集落生成单位(colony forming unit-fibroblast,CFU-F)
成纤维细胞生长因子(fibroblast growth factor,FGF)
程序性死亡-1(programmed death-1,PD-1)

程序性死亡-配体1(programmed cell death-ligand 1,PD-L1)
纯血小板血浆(pure-platelet rich plasma,P-PRP)
磁共振血管成像(magnetic resonance angiography,MRA)
达尔伯克改良伊格尔培养基(Dulbecco's modified Eagle's medium, DMEM)
单光子发射计算机断层成像(single photon emission computed tomography,SPETCT)
单核细胞趋化蛋白-1(monocyte chemotactic protein-1,MCP-1)
单能干细胞(unipotent stem cell,USC)
胆碱能神经元因子(cholinergic neurotrophic factor,CNTF)
蛋白酪氨酸激酶(protein tyrosine kinase,PTK)
低氧诱导因子-1α(hypoxia-inducible factor,HIF-1α)
短暂扩增细胞(transit amplifying cells,TAC)
多巴色素异构酶(dopachrome tautomerase,DCT)
多能干细胞(pleuripotent stem cells,PSC)
辅助性T细胞(helper T cell,Th 细胞)
富白细胞-血小板血浆(leukocyte-platelet rich plasma,L-PRP)
富含亮氨酸重复序列免疫球蛋白样蛋白结构域1(leucine rich repeats and immunoglobulin like domains 1,Lrig1)
富亮氨酸α2糖蛋白5(leucine-richα2-glycoprotein 5,Lrg5)
富血小板生长因子血浆(preparation rich in growth factors,PRGF)
富血小板血浆(platelet-rich plasma,PRP)
钙黏着蛋白(cadherin)
肝细胞生长因子(hepatocyte growth factor,HGF)
干细胞(stem cell)
骨髓(bone marrow,BM)
骨髓基质干细胞(marrow stromal stem cells)
骨髓基质细胞(marrow stromal cells)
骨髓间充质干细胞(bone marrow mesenchymal stem cells,BMMSC)
骨髓来源单个核细胞(Bone marrow-derived mononuclear cells,BM-

MNC)
骨形态发生蛋白质(bone morphogenetic protein,BMP)
国际细胞治疗协会(International Society for Cellular Therapy,ISCT)
国际脂肪应用技术学会(The International Fat Applied Technology Society)
过渡放大细胞(transit amplify cell,TA cell)
核糖核酸(ribonucleic acid,RNA)
核心蛋白多糖(decorin,DCN)
黑素干细胞(melanocyte stem cell,MSC)
踝肱指数(ankle brachial index,ABI)
活性氧物质(reactive oxygen species,ROS)
基质金属蛋白酶(matrix metalloproteinase,MMP)
基质细胞衍生因子-1(stromal cell derived factor-1,SDF-1)
极迟发抗原-4(very late activation antigen-4,VLA-4)
间充质干细胞(mesenchymal stem/stromal cells,MSC)
间充质干细胞外泌体(MSC-exosomes)
间充质干细胞样真皮干细胞(dermal MSC-like stem cells,DMSC)
间充质基质细胞(mesenchymal stromal cells)
碱性成纤维细胞生长因子(basic fibroblast growth factor,bFGF)
胶质瘤相关癌基因锌指蛋白 1(glioma-associated oncogene homolog 1,Gli1)
角蛋白 19(keratin 19,K19)
角蛋白(keratin)
角质细胞生长因子(keratinocyte growth factor,KGF)
结缔组织活性肽-3(connective tissue active peptide-3,CTAP-3)
金属硫蛋白 24(metallothionein 24,MT24)
经皮氧分压(percutaneous oxygen partial pressure,$PtcO_2$)
巨核细胞(megakaryocytes)
聚 N-异丙基丙烯酰胺[poly(N-isopropylacrylamide)
聚乙二醇(polyethylene glycol,PEG)

克隆形成率(colony-forming efficiency,CFE)
朗格汉斯细胞(Langerhans cells)
粒细胞单核细胞集落生成单位(colony-forming unit-granulocyte macrophage,CFU-GM)
磷酸缓冲盐溶液(phosphate buffer saline,PBS)
隆突激活假说(bulge-activation hypothesis)
毛囊干细胞(hair follicle stem cells,HFSC)
毛乳头细胞(dermal papilla cells,DPC)
酶联免疫吸附试验(enzyme-linked immunosorbent assay,ELISA)
美国国立卫生研究所(National Institute of Health,NIH)
免疫印迹(western blot)
内皮素(endothelin,ET)
凝血酶诱导的血小板抗菌蛋白(thrombin-induced platelet microbicidal proteins,tPMP)
浓缩生长因子(concentrated growth factor,CGF)
浓缩血小板(platelet concentrates,PC)
帕金森病(Parkinson disease,PD)
胚胎干细胞(embryonic stem cells,ESC)
皮肤干细胞(skin stem cell)
皮肤源性前体细胞(skin-derived precursor cells,SKP)
脐带间充质干细胞(umbilical cord mesenchymal stem cells,UCMSC)
前列腺素 E_2(prostaglandin E_2,PGE_2)
趋化因子配体 12(CXC 基序)[chemokine (CXC motif) ligand, CXCL12]
全能干细胞(totipotent stem cell,TSC)
人类白细胞抗原-DR(human leukocyte antigen-DR,HLA-DR)
人胚源性间充质干细胞(human embryonic mesenchymal stem cells, hMSC)
人真皮成纤维细胞(human dermal fibroblasts,hDFb)
人脂肪来源干细胞/基质细胞(human adipose-derived stem/

stromal cells, hASC)
上皮-间充质转化(epithelial-mesenchymal transition, EMT)
生长因子(growth factors, GF)
施万细胞(Schwann cells)
树突状细胞(dendritic cells, DC)
丝裂原(mitogen)
丝裂原活化蛋白(mitogen-activated protein, MAP)
随机对照试验(randomized controlled trial, RCT)
胎牛血清(fetal bovine serum, FBS)
糖尿病足溃疡(diabetic foot ulcer, DFU)
调节活化正常 T 细胞表达和趋化因子(regulated upon activation normal T-cell expressed and secreted chemokine, RANTES)
调节性 T 细胞(regulatory T cells, Tregs)
脱氧核糖核酸(deoxyribonucleic acid, DNA)
外泌体(exosome)
外周血单个核细胞(peripheral blood mononuclear cells, PB-MNC)
微小 RNA(micro RNA, miRNA)
无血清培养基(serum free medium, SFM)
细胞毒性 T 淋巴细胞相关蛋白-4(cytotoxic T-lymphocyte-associated protein-4, CTLA-4)
细胞黏附分子-1(intercellular adhesion molecule-1, ICAM-1)
细胞角蛋白 19(cytokeratin-19, CK19)
细胞外基质(extracellular matrix, ECM)
细胞外囊泡(extracellular vesicles, EV)
细胞外调节蛋白激酶(extracellular regulated protein kinases, ERK)
细胞治疗(cellular therapy; cell-based therapy)
纤连蛋白(fibronectin)
纤维蛋白(platelet rich fibrin, PRF)
纤维蛋白肽 A(fibrinopeptide A, FP-A)
纤维蛋白肽 B(fibrinopeptide B, FP-B)

腺苷二磷酸(adenosine diphosphate,ADP)
腺苷三磷酸(adenosine triphosphate,ATP)
小干扰核糖核酸(small interfering ribonucleic acid,siRNA)
小眼畸形相关转录因子(microphthalmia-associated transcription factor,MITF)
信使RNA(messenger RNA,mRNA)
胸腺素β-4(thymosin β-4,Tβ-4)
血管基质成分(stromal vascular fraction,SVF)
血管内皮生长因子(vascular endothelial growth factor,VEGF)
血管生成素-1(angiopoietin-1,Ang-1)
血管细胞黏附分子-1(vascular cell adhesion molecule-1,VCAM-1)
血管新生(angiogenesis)
血管性假血友病因子(von Willebrand factor, vWF; vascular hemophilia factor)
血红素氧合酶-1(heme oxygenase-1,HO-1)
血小板(platelet)
血小板碱性蛋白(platelet basic protein,PBP)
血小板裂解物(platelet releasate)
血小板凝胶(platelet gel,PG)
血小板血浆(platelet poor plasma,PPP)
血小板衍生生长因子(platelet-derived growth factor,PDGF)
血小板衍生生长因子-BB(platelet-derived growth factor-BB,PDGF-BB)
血小板因子-4(platelet factor-4,PF-4)
血小板源性抗菌肽(platelet-derived antibacterial peptides,PDAP)
严重肢端缺血(critical limb ischemia,CLI)
羊水间充质干细胞(amniotic fluid mesenchymal stem cells,AF-MSC)
药用信号细胞(medicinal signal cells)
伊思考夫改良达尔伯克培养基(Iscove modified Dulbecco medium,IMDM)

胰岛素样生长因子(insulin-like growth factor,IGF)
胰岛素样生长因子-1(insulin-like growth factor-1,IGF-1)
移植物抗宿主病(graft-versus-host disease,GVHD)
乙二胺四乙酸(ethylenediaminetetraacetic acid,EDTA)
异硫氰酸荧光素(fluorescein isothiocyanate,FITC)
吲哚胺2,3-双加氧酶(indoleamine 2,3-dioxygenase,IDO)
诱导多能干细胞(induced pluripotent stem cells,iPSC)
造血干细胞(hematopoietic stem cells,HSC)
长时标记细胞(long-retaining cells,LRC)
真皮-表皮连接(dermal-epidermal junction,DEJ)
真皮多能干细胞(dermis-derived multipotent stem cells,DMC)
真皮干细胞(dermal stem cells,DSC)
真皮间充质干细胞(dermal mesenchymal stem cells,DMC)
整合素(integrin)
脂多糖(lipopolysaccharide,LPS)
脂肪成体基质细胞(adipose adult stromal cells)
脂肪干细胞(adipose derived stem cells,ASC/ADSC)
脂肪基质细胞(adipose stromal cells,ASC)
脂肪间充质干细胞(adipose mesenchymal stem cells,AMSC)
脂肪来源成体干细胞(adipose derived adult stem cells)
脂肪来源基质细胞(adipose derived stromal cells)
脂肪前体细胞(adipose precursor cells,APC)
脂肪源性血管基质成分/干细胞(adipose-derived stromal vascular fraction /stem cells,SVF/ADSC)
脂肪祖细胞(adipose progenitor cells)
植物血凝素(phytohemagglutinin,PHA)
肿瘤坏死因子-α(tumor necrosis factor-α,TNF-α)
周细胞(pericytes)
主要组织相容性复合物分子Ⅰ(major histocompatibility complex-Ⅰ,MHC-Ⅰ)

转化生长因子-β(transforming growth factor-β,TGF-β)
转化生长因子-$β_1$(transforming growth factor-$β_1$,TGF-$β_1$)
自然杀伤细胞(natural killer cells,NK 细胞)
自然杀伤 T 细胞(natural killer T cells,NKT 细胞)
自体富血小板凝胶(autologous platelet-rich gel,APG)
自体凝血酶血清(autologous thrombin serum,ATS)
自体细胞辅助脂肪移植技术(cell-assosted lipotransfer,CAL)
自体血小板凝胶(autologous platelet gel,APG)
自我复制能力(self-renewing)

附录 1
间充质干细胞分泌组的制备与鉴定质量管理专家共识

中国医药生物技术协会皮肤软组织修复与重建技术分会

1 概述

间充质干细胞分泌组是间充质干细胞(MSC)生长过程中分泌的各种细胞因子及生长因子的总称。近年来,随着对间充质干细胞研究的不断深入,国内外已有多个基于 MSC 的临床试验。研究结果显示,MSC 对全身多种因衰老和代谢异常引起的组织器官损伤及难治性疾病具有良好修复效果,能够显著改善多种病因导致的皮肤损伤、二度以上烧伤创面的愈合质量,对辐射引起的皮肤损伤、肺损伤,采用 MSC 治疗也取得了满意结果。

目前越来越多的研究显示,MSC 主要通过旁分泌来发挥治疗作用。MSC 条件培养基(MSC-CM)中的许多生物活性分子,包括胰岛素样生长因子-1(IGF-1)、血管内皮生长因子(VEGF)、转化生长因子-β_1(TGF-β_1)和肝细胞生长因子(HGF)等,已经被证实发挥促进组织修复及再生的作用。研究显示,羊水和脂肪来源 MSC-CM 能够显著加速创面愈合,并可诱导大鼠后肢缺血模型的新生血管形成;人骨髓来源的 MSC-CM 可通过动员内源性 MSC 和内皮细胞促进大鼠颅骨骨缺损模型中的骨再生,这些研究表明,在某些损伤模型中,MSC-CM 可以发挥和单纯移植 MSC 类似的治疗效应。因此,MSC-CM 满足多种活性分子联合治疗的理念,被认为是基于 MSC 的新一代再生疗法。

细胞因子治疗是近年来促进组织修复的重要策略。血小板源性生长因子(PDGF)、胰岛素样生长因子-1(IGF-I)、骨形成蛋白-2

(BMP-2)、转化生长因子-β_1($TGF-\beta_1$)、成骨蛋白-1和脑源性神经营养因子(BDNF)均可直接局部应用，促进损伤组织再生。然而，应用单一生长因子促再生能力有限；此外，应用单一生长因子往往需要超过生理剂量使用，易诱发严重炎症反应。因此，细胞因子联合应用将会降低使用单一细胞因子可能带来的不良反应，更好发挥促组织再生效应。

间充质干细胞分泌组具有活性因子种类多，配比均衡和功能相对全面的特点，能够协同发挥修复效应，具有促进细胞生长、加速创面愈合、调节免疫功能以及延缓机体衰老等多重功效，在医疗及美容行业具有广阔的应用前景。因此获得稳定、高质量的分泌组是其能够规模化使用和推广的前提。

目前，国内外尚缺乏间充质干细胞分泌组制备、质控、储存的质量标准和质量管理规范，严重制约了其转化应用。为建立安全、规范、稳定、可追溯的行业共识、指南及标准，从源头保证分泌组的制备、储存的高质性和安全性，中国医药生物技术协会皮肤软组织修复与重建技术分会联合从事细胞制备和存储、皮肤软组织修复重建等多学科的专家，参照中国医药生物技术学会《细胞库质量管理规范》《干细胞制剂制备质量管理自律规范》和《脂肪组织来源的干细胞提取、制备及储存质量管理专家共识》，组织起草对脐带间充质干细胞分泌组的制备、质控、储存等的共同认识，促进间充质干细胞分泌组在皮肤软组织修复重建技术等领域的研究成果转化、进一步促进多学科的交流和发展。脂肪、胎盘间充质干细胞分泌组的制备与鉴定质量管理可参照本共识执行。

2 脐带组织的采集

2.1 脐带组织采集机构要求

脐带组织的采集工作应在取得《医疗机构执业许可证》的医疗机构中实施。采集人员应持执业医师资质，应经过相应的专业技术培训。采集机构应具有完整的标准化操作规程(standard operation procedure，SOP)，并备有采集过程中的应急预案。采集过程应在层流手术室内进行无菌操作，最大限度地降低污染和交叉感染的发生。

2.2 脐带组织供者要求

提供脐带的产妇身体状态良好；产妇分娩前有完整的体检报告，应无遗传性家族病史、无恶性肿瘤、无急慢性传染病、无血液系统疾病；血常规及分类、人源性特定病毒（包括但不仅限于 HIV、HBV、HCV、HTLV、EBV、CMV 等）阴性、梅毒螺旋体阴性；肝肾功能正常（提供脐带组织的同时，需提供 4~6 ml 外周血用于上述检测）。分娩前与产妇签署《脐带采集知情同意书》，并填写《脐带供者健康调查表》。若对供者 HBV、HCV、HTLV、EBV、CMV 检查结果为阳性的采集，实验室应具有制备感染性样本的独立物理空间、独立的空调系统，能做到使用后的器具和相关物品应经过灭活处理后再移出该区域、感染性样本与非感染性样本的处理及制备不使用同一设备，方可进行脐带组织的采集，但必须使供者知情，同时通知接收、制备、质控、医护人员等做好防护措施；当实验室不具被上述相对应病原体阳性制备/培养区时，不得采集上述阳性供者的脐带组织。若供者 HIV、梅毒螺旋体检查结果为阳性时，不得采集培养。高度怀疑 HIV 感染或者考虑 HIV 感染窗口期的患者不予采集。另外，应保留供者的 ABO 血型分类、HLA-Ⅰ类和Ⅱ类分型资料、《脐带采集知情同意书》《脐带供者健康调查表》《产妇个人信息表》等，以备追溯性查询。

2.3 采集方式、采集部位和采集量

采集方式：胎儿娩出后，常规剪断脐带，在脐带靠近胎盘端 2~3 cm 处，用止血钳夹住脐带，然后在靠近止血钳处用手术缝合线结扎，在结扎处和止血钳之间，用手术剪将脐带剪断；脐带的另一端也用手术缝合线结扎，两个结扎点之间的脐带长度须>15 cm。在无菌条件下将采集到的脐带组织垂直放入脐带采集袋中。

采集部位：胎儿脐带常规断口至脐带靠近胎盘端 2~3 cm 处。

采集量：脐带组织采集的长度须>15 cm。

2.4 脐带组织运输和接收

采集的脐带组织应保存于标准配置的脐带采集袋中,贴条码标签,应遵从安全与准确的原则,做到样本与供者一一对应,记录启运时间和到达时间,确保于2~8 ℃、运输时间控制在48 h内,送达制备机构进行脐带MSC制备。制备机构应制定脐带组织的质量标准和接收标准操作规程。应设置脐带组织的接收取样工作区,执行脐带组织的登记、初检、核对、暂存等。接收人员收到脐带组织时应对脐带组织登记、初检,进行唯一编码,并准确填写交接记录,初检内容包括但不限于:检查脐带组织内外包装及运输容器是否完整、密封情况、脐带采集液体积等;核对脐带组织信息,包括名称、供者信息、健康调查、数量及相关记录等;目检脐带组织有无污染或变质。制备机构应建立脐带组织异常情况处置标准操作规程,如有异常情况,接收人员应及时通知质量管理人员,按异常情况处置标准操作规程处理。

3 脐带间充质干细胞的制备与鉴定

制备机构或研究应用机构应建立完善相应的标准化操作程序(SOP),所有试剂和原材料应明确其来源、批号、质量检定合格报告,采用GMP临床应用级别的原料或国家已批准的可临床应用的产品,相关制备、生产记录、留样应至少保存至使用结束后3个月。制备人员应该经过专门技术培训,脐带MSC制备应在B级背景下A级洁净度级别的环境中进行。

3.1 脐带间充质干细胞的分离

采集的脐带组织用无菌生理盐水冲洗两遍,脐带移入直径为150 mm培养皿中,用持物钳夹住脐带两端,加入75%乙醇至没过脐带位置,计时5 min;计时结束,把脐带移入新的培养皿内,用生理盐水冲洗2~3次,弃废液;将脐带夹取消毒位置两端剪去;把脐带剪成平均3~4 cm一段,再次加入生理盐水冲洗血渍;使用眼科弯镊纵向剖开脐带,去除脐带外皮及1条静脉2条动脉,剥离华通胶,用眼科剪将其剪成 1 mm×1 mm 大小的组织块，均匀铺在直径为 100 mm 的细胞培养皿内；5~10 min 待组织贴紧，加入 5~8 ml 专用培养液。

3.2　脐带间充质干细胞培养与传代

将已经接种组织块的培养皿轻轻置于 5% CO_2、饱和湿度、37 ℃培养箱培养，防止组织块漂起，7~10 d 后观察换液；培养至细胞密度达 80%~90% 时，胰酶消化后传代培养，培养基建议选用干细胞无血清培养基和干细胞无血清添加物，不含动物源性蛋白。

3.3　建立脐带间充质干细胞种子细胞库

收集 P3 代细胞，做质量检测和性能指标检测(包括无菌、支原体、内外源病毒、细胞活力、细胞鉴别、生长特性、细胞纯度及均一性、内毒素等)，调整细胞浓度至(0.5~1.0)×10^7 个/ml，装至细胞冻存管中，贴标签，标识细胞数量、冻存日期、代次等；将冻存管程序降温后，转入-196 ℃保存，即为种子细胞库，供建立工作细胞库用。

3.4　建立脐带间充质干细胞工作库

经脐带间充质干细胞种子细胞库传代增殖，将传至 P5 代细胞，制成均质细胞悬液，取样进行质量控制和安全鉴定(表1、表2)，分装于一定数量的冻存管，保存于-196 ℃液氮，即为工作细胞库。

表1　脐带 MSC 基本性能指标

质量指标	标准
细胞形态	贴壁生长，伸展呈长梭形，形态均一
12 h 内细胞贴壁生长率	80% 以上
细胞活性	≥95%
群体倍增时间	18 h<t<36 h
$CD73^+$、$CD90^+$、$CD105^+$	≥95%
$CD34^+$、$CD45^+$、$CD11a^+$、$HLA\text{-}DR^+$	≤2%
集落形成率	≥10%
两代次端粒酶活性差异性	≤10%

表2 脐带MSC安全性能指标

指标	要求
微生物	细菌、真菌和支原体不得检出，外源性病毒不得检出
内毒素	≤0.5 EU/ ml
核型异常率	无核型异常细胞
致瘤性	免疫缺陷小鼠体内注射3个月不可形成肿瘤
	软琼脂克隆形成率，不得检出克隆
异常毒性	实验小鼠注射 2.0×10^{8} 剂量无肝肾毒性
残留物	抗生素不得检出
	外源DNA残留物≤100 pg
	产品制备1 h内(加入人白蛋白前)悬液无蛋白质检出
	磷酸盐不得检出

如果使用胰酶消化脐带MSC，建议检测人畜共患猪细小病毒。

4 脐带间充质干细胞分泌组的制备

4.1 条件培养基的制备

脐带间充质干细胞条件培养基的制备：从干细胞工作库中取P5代细胞，复苏后以无酚红干细胞无血清培养基重悬后，接种至培养瓶或培养皿，接种细胞数量为 $(3\sim5)\times10^{3}$ 个/cm^2，5% CO_2、饱和湿度、37 ℃培养箱培养72 h，收集培养基，1 500 r/min 离心5 min，转移上清至新的储存瓶，即得到条件培养基。

4.2 分泌组的制备

取上述条件培养基，在4 ℃层析柜中，采用5 000分子量截留的超滤膜进行10倍浓缩，经过0.22 μm滤膜过滤除菌，得到干细胞分泌组。

5　脐带间充质干细胞分泌组的鉴定

制备机构根据干细胞分泌组的自身特性和应用领域，配备相关专业技术人员和设备，确立制剂质量检验操作规程，所有检测方法应经过验证，可以委托有资质的第三方开展相关质量检测。检验应满足安全性、质量可控性和(或)有效性的基本要求，检测结果应有质量负责人或质量受权人签字审核。

5.1　感官指标

脐带间充质干细胞分泌组的感官指标包括外观(淡黄色至无色澄清液体)、气味(无异味)。

5.2　理化指标

脐带间充质干细胞分泌组的理化指标包括酸碱度(pH 值在 6.5~8.5 之间)、总蛋白含量(2~3 mg/ml)以及关键细胞因子含量(HGF >4 ng/ml，TGF-β_1 >2 ng/ml，PDGF>1 ng/ml)等。

5.3　活性指标

脐带间充质干细胞分泌组应达到如下标准：

促成纤维细胞增殖活性：EC50 低于 100 μg/ ml。

促成纤维细胞迁移活性：EC50 低于 100 μg/ ml。

5.4　安全指标

脐带间充质干细胞分泌组的安全指标包括微生物、内毒素、糖皮质激素、重金属等(表3)。

表3　分泌组安全指标

指标	要求
微生物	细菌、真菌和支原体不得检出，外源性病毒不得检出
内毒素	≤0.5 EU/ml
抗生素	不得检出
防腐剂	不得检出
糖皮质激素	不得检出
重金属	不得检出

6 记录与追溯

(1)应建立完整的分泌组制备记录系统、标识标签系统,以便于辨识并防止制剂混杂。

(2)分泌组制备记录包括环境温度、每批的干细胞生长状态,条件培养基的数量、设备运行情况以及最终获得的分泌组体积等具体信息。标识系统应记录干细胞供者信息、分泌组制备时间、总蛋白浓度、储存条件等。

(3)每批分泌组应编制唯一的编码。编码应能追溯到干细胞供者信息以及该批分泌组操作和最终处理的所有记录。

(4)转移和运输记录应能追溯分泌组由制备储存机构到应用机构的所有流转过程。

(执笔人:陈惠华　郝好杰　史春梦)

参考文献

[1]中国医药生物技术协会.干细胞制剂制备质量管理自律规范[J].中国医药生物技术,2016,11(6):481-490.

[2]中国医药生物技术协会.细胞库质量管理规范[J].中国医药生物技术,2017,12(6):484-495.

[3]中国医药生物技术协会皮肤软组织修复重建技术分会.脂肪组织来源的干细胞提取、制备及储存质量管理专家共识[J].解放军医学杂志,2018,43(10):811-815.

[4]BADIAVAS E V,FALANGA V. Treatment of chronic wounds with bone marrow-derived cells[J]. Arch Dermatol,2003,139(4):510-516.

[5]MARANDA E L,RODRIGUEZ-MENOCAL L,BADIAVAS E V. Role of mesenchymal stem cells in dermal repair in burns and diabetic wounds[J]. Curr Stem Cell Res Ther,2017,12(1):61-70.

[6] NICOLAY N H, LOPEZ PEREZ R, DEBUS J, et al. Mesenchymal stem cells-A new hope for radiotherapy-inducedtissue damage? [J]. Cancer Lett, 2015, 366(2): 133-140.
[7] VOJTASSÁK J, DANISOVIC L, KUBES M, et al. Autologous biograft and mesenchymal stem cells in treatment of the diabetic foot[J]. Neuro Endocrinol Lett, 2006, 27(Suppl 2): S134-S137.
[8] BARCELOS L S, DUPLAA C, KRANKEL N, et al. Human $CD133^+$ progenitor cells promote the healing of diabetic ischemic ulcers by paracrine stimulation of angiogenesis and activation of Wnt Signaling[J]. Circ Res, 2009, 104(9): 1095-1102.
[9] CAI LY, JOHNSTONE B H, COOK T G, et al. IFATS Collection: human adipose tissue-derived stem cells induce angiogenesis and nerve sprouting following myocardial infarction, in conjunction with potent preservation of cardiac function[J]. Stem Cells, 2009, 27(1): 230-237.
[10] PERIN E C, SILVA G V. Autologous cell-based therapy for ischemic heart disease: Clinical evidence, proposed mechanisms of action, and current limitations[J]. Catheter Cardiovasc Interv, 2009, 73(3): 281-288.
[11] YOON B S, MOON J H, JUN E K, et al. Secretory profiles and wound healing effects of human amniotic fluid-derived mesenchymal stem cells[J]. Stem Cells Dev, 2010, 19(6): 887-902.
[12] DI SANTO S, YANG Z J, VON BALLMOOS M W, et al. Novel cell-free strategy for therapeutic angiogenesis: in vitro generated conditioned mediumcan replace progenitor cell transplantation[J]. PLoS One, 2009, 4(5): e5643.
[13] OSUGI M, KATAGIRI W, YOSHIMI R, et al. Conditioned media from mesenchymal stem cells enhanced bone regeneration in rat calvarialbone defects[J]. Tissue Eng Part A, 2012, 18(13/14): 1479-1489.

[14] KATAGIRI W, OSUGI M, KAWAI T, et al. Novel cell-free regeneration of bone using stem cell-derived growth factors[J]. Int J Oral Maxillofac Implants, 2013, 28(4): 1009-1016.

[15] RANGANATH S H, LEVY O, INAMDAR M S, et al. Harnessing the mesenchymal stem cell secretome for the treatment of cardiovascular disease[J]. Cell Stem Cell, 2012, 10(3): 244-258.

[16] SUN D Z, ABELSON B, BABBAR P, E T AL. Harnessing the mesenchymal stem cell secretome for regenerative urology[J]. Nature Reviews Urology, 2019, 16(3): 363-375.

附录2 合并放射损伤的难愈创面干细胞治疗技术规范

中华医学会组织修复与再生分会复合组织修复与再生学组

1 概述

在核战争条件下,皮肤放射损伤主要由核爆炸后产生的放射性落下灰沾染体表暴露部位所致。大剂量电离辐射局部作用也可引起皮肤放射损伤。核反应堆、加速器、核燃料后处理和放射性核素生产单位等发生事故、医疗超剂量照射事故、长期接触超剂量限值的照射均可引起皮肤放射损伤。合并放射损伤的创面可分为以下类型。

(1)急性放射性皮肤损伤(acute radiation injuries of skin) 身体局部受到一次或短时间(数日)内多次大剂量(X、γ及β射线等)外照射所引起的急性放射性皮炎及放射性皮肤溃疡。急性放射性皮肤损伤临床上分为四度:Ⅰ度脱毛反应;Ⅱ度红斑反应;Ⅲ度水疱反应;Ⅳ度溃疡坏死反应。

(2)慢性放射性皮肤损伤(chronic radiation injuries of skin) 由急性放射性皮肤损伤迁延而来或由小剂量射线长期照射(职业性或医源性)后引起的慢性放射性皮炎及慢性放射性皮肤溃疡。

(3)放射复合伤 放射损伤复合烧伤或创伤。放射复合伤创面或伤口的组织修复十分困难,是一类代表性的难愈创面。

创伤愈合是一个复杂有序的过程,涉及造血细胞反应、修复细胞反应和细胞外基质与生长因子反应等过程,其中细胞反应是整个修复过程中的关键环节。大剂量电离辐射作用明显延缓创伤愈合的病理过程,主要表现为:造血功能受抑,炎症反应削弱,特别是创伤局部浸润的巨噬细胞和中性粒细胞等炎性细胞显著减少，创伤启动过程延迟；血管损害，内皮细胞变性、坏死，出血较明显；成纤维细胞数量和功能受损，肉芽组织形成和成熟均明显减缓；再上皮化过程延迟，愈合时间延长。综合上述研究，电离辐射延缓创面愈合的机制是“以细胞损害为关键环节的愈合诸因素调控失调”，其中“细胞”同时包括造血细胞和修复细胞，而“损害”则同时包括数量和功能的损害。这与感染等因素引起的以局部修复细胞损害为主的慢性溃疡和难愈性创面有明显区别。研究放射复合伤创面难愈机制以及针对性的促愈措施是创伤医学和放射医学领域中的重要课题。国内外都非常重视放射损伤和放射复合伤救治的研究，但尚缺乏操作性强的综合救治方案，且相关研究保密性很强，少有公开文献发表。美国国立卫生研究院所属的变态反应性和感染性疾病研究所(NIAID)针对皮肤损害在核与辐射袭击中的重要意义，启动了皮肤放射损伤以及放射复合伤的研究计划。美国国防部也于2008年资助开展应用间充质干细胞促进大剂量放射损伤和放射复合伤的救治研究。前期研究显示，干细胞疗法对放射早期和晚期并发症的恢复及组织/器官再生有良好的救治效果，在骨髓、皮肤、胃肠道等组织器官辐射损伤治疗方面显示出良好前景。

2 合并放射损伤的难愈创面干细胞治疗研究进展

细胞衰竭是辐射后组织受损和伤口难愈的关键因素。对于组织毁损严重的损伤，单纯药物和生长因子治疗难以达到理想效果，从根本上考虑必须补充健康的外源细胞以促进修复。单纯细胞移植或细胞联合生物材料制备组织工程皮肤在促进严重损伤创面的修复中显示出良好前景。对受照后的皮肤深度创面直接注射自体成纤维细胞和骨髓基质细胞可明显促进愈合，提高愈合组织的牵张强度。近年来干细胞的研究受到了广泛的重视，特别是存在于多种成体组织中的多能干细胞具有很强的增殖潜能和多向分化的能力，是组织修复细胞的理想来源，其中骨髓 MSC、脐带 MSC、脂肪 MSC

等均显示临床应用的良好前景。来源于自体骨髓的MSC,具有取材简单方便,安全性高的特点,但是骨髓来源MSC对辐射损伤非常敏感,使得合并放射损伤的伤员自体的干细胞多数不能满足临床需求。取自分娩后废弃的脐带Wharton's Jelly以及羊膜中MSC从形态学、分化功能和表面标志物等生物学表型方面具有MSC相似特性,是临床试验研究新的种子细胞来源。此外,采自患者自体下腹部的脂肪组织分离的MSC,其形态、表型基本与其他来源的MSC相同,且具备较强的免疫抑制活性,以及较强的分泌功能,可产生更多的BDNF、VEGF、HGF、IL-1α、IL-6和趋化因子等。2001年,国内和国外学者还同时报道了成年哺乳动物真皮干细胞的分离培养,随后真皮干细胞的研究开始受到重视。目前已经从皮肤真皮组织中鉴定出多种不同功能特性的干细胞亚群,并已开展临床试验。值得关注的是,真皮干细胞较骨髓来源MSC具有更强的辐射抵抗能力。

干细胞疗法在放射性难愈创面的治疗中已经显示出了良好前景。2005年,在智利发生的一起放射性事故中,一名工人在不知情的情况下携带了一个放射源。据估计,这名工人最直接暴露部位其左侧臀部受到1 600 Gy的累计辐射,导致大量皮肤溃疡和严重的皮下组织损伤,其被转移到巴黎Armees Percy医院接受治疗。通过向患者受照局部注射自体骨髓来源的MSC显著减轻其疼痛、控制病情恶化,并最终促使患者的最大病变部位在90 d内完全愈合。2007年,塞内加尔发生的另一起事故中,受害者遭受到严重的骨髓辐射损伤,通过向患者皮肤损伤局部注射骨髓MSC,使疼痛反应减轻、皮肤溃疡完全愈合,并且受损皮肤、肌肉和骨骼的功能也得到明显改善。在我国南京^{192}Ir源放射事故患者救治中,局部伤口修复中使用了脐带间充质干细胞(hUC-MSC),增强了血液及局部创面中VEGF的表达,在一定程度上促进急性放射性皮肤损伤创面的修复。目前,国内外已经批准多项MSC治疗难愈性创面的临床试验,以进一步明确MSC在创面修复中的机制和应用意义。

3 干细胞移植临床应用实施条件

3.1 医疗机构基本要求

实施干细胞移植的临床单位必须是三级甲等医院,并具有与开展干细胞临床试验研究相适应的诊疗科目和(或)具有国家食品药品监督管理局(2013 年 3 月 22 日后为国家食品药品监督管理总局)颁发的《药物临床试验机构资格认定证书》。有合法的干细胞来源。

3.2 人员基本要求

3.2.1 开展干细胞移植技术的医师

(1)取得《医师执业证书》,执业范围为外科、皮肤科、烧伤科或整形科等相关专业的医疗机构在职医师。

(2)实施治疗的专业人员必须经过干细胞移植的专业培训,并能熟练掌握移植技术,有干细胞移植合并症的诊断和处理能力。干细胞移植治疗工作的负责人还应当具有相关专业副教授或副主任医师及以上专业技术职务任职资格。

3.2.2 其他相关卫生专业技术人员

经过干细胞移植治疗技术相关专业系统培训,满足开展干细胞移植治疗技术临床应用所需的相关条件。细胞制备专业人员必须具备相关专业技师或医师资格,并具有 3 年或以上的细胞生物学相关工作经验。

3.2.3 技术要求

实施干细胞移植的医院应具备与干细胞采集、制备和临床应用相适应的质量管理和保障能力。必须取得所在医院医学伦理委员会或新技术委员会或相关部门的批准。

3.2.4 实验室设施和条件

实验室和实验设备必须达到中华人民共和国卫健委和国家食品药品监督管理局干细胞临床研究和应用规范整顿工作领导小组《干细胞制剂质量控制及临床前研究指导原则(试行)》《干细胞临

床试验研究管理办法(试行)》和《干细胞临床试验研究基地管理办法(试行)》中规定的标准。

4 干细胞移植对象

(1)病种选择:合并放射损伤,经规范临床治疗4~8周后仍难愈合或不愈合的创面。

(2)实施干细胞移植术前应当向患者及其家属告知治疗目的、风险、注意事项及可能发生的并发症等,并签署知情同意书。

(3)医疗机构应当建立完整的临床数据库及严格的术后随访制度,在完成每例次干细胞移植后应当按照有关规定将移植相关信息上报卫生计生行政部门。

5 供者与采集制备

5.1 对干细胞供者的要求

采集供者的一般信息、既往病史、家族史等。既往史和家族史要对遗传病(单基因和多基因疾病,包括心血管疾病和肿瘤等)相关信息进行详细采集。对用于异体干细胞临床研究的供者,必须经过检验筛选证明无人源特定病毒(包括HIV、HBV、HCV、HTLV、EBV、CMV等)的感染,无梅毒螺旋体感染。收集供者的ABO血型、HLA-Ⅰ类和Ⅱ类分型资料,以备追溯性查询。

5.2 采集与分离

细胞的采集与转送必须由专人负责,严格核对。细胞采集在无菌室内进行,严格按照规范化标准进行操作,采集的器具必须为一次性。细胞制备过程必须严格无菌操作,操作步骤必须规范化和标准化,按中国《药品生产质量管理规范》要求严格进行设施与制备质量管理;制备细胞的试剂、材料与辅料必须符合现行《中华人民共和国药典》《中国生物制品主要原辅材料质控标准》和《一次性使用无菌医疗器械监督管理办法(暂行)》的要求;未纳入上述标准的化学试剂,应不低于化学纯。实验室和实验设备如前所述,必须达到国家卫生医药管理领导部门规定的标准。

应建立采集细胞的唯一标识系统,以配合后续的各个标识系统满足干细胞制剂的可追溯性。

5.2.1 脐带间充质干细胞(UC-MSC)的采集与分离

5.2.1.1 UC-MSC 采集

采集全过程必须严格按照无菌操作规程,并签署捐助者知情同意书,收集捐助者(母体)个人健康状况。待胎儿娩出后,用蘸有75%的乙醇纱布擦拭脐带;截取至少 15 cm 无针孔的。脐带放入保存液中,标识清楚,置于无菌采集袋中;脐带的两端需要用手术线结扎。

5.2.1.2 脐带运输和接收

脐带应保存于标准配置的无菌容器内,贴条码标签,应遵从安全与准确的原则,记录启运时间和到达时间,低温冷链运输,建议时间控制在 48 h 内,送达制备机构。制备机构应设置脐带组织的接收取样工作区,执行登记、初检、核对、暂存、交接等;检测脐带组织有无污染或变质,应建立脐带组织异常情况处置标准操作规程。

5.2.1.3 UC-MSC 分离

用无菌镊子转移脐带至无菌培养皿中、含 2 倍双抗的 PBS 冲洗去除血渍,将脐带剪成段并彻底去除红细胞。弃去脉管,剥离并将 Wharton's jelly 剪成 1 mm^3 以下块状,贴于 150 mm 培养皿内,加入无血清培养基,37 ℃、体积分数为 5%的二氧化碳、饱和湿度培养箱中培养。

5.2.2 脂肪间充质干细胞(ASC)的采集与分离

5.2.2.1 ASC 采集方式及部位

用肿胀液(生理盐水 250 ml+2%利多卡因 10~15 ml+肾上腺素 0.25 mg)局部浸润麻醉供脂肪组织区域,以 20 ml 注射器配备直径 1.5~3.5 mm,侧孔 3.0~5.0 mm 的吸脂针,进入供区,形成负压,呈"扇形"手动均匀吸取脂肪组织,吸出 3~5 mm^3 脂肪组织颗粒,若脂肪组织颗粒较大,则需要进行手工剪制。

5.2.2.2 采集部位

选择下腹部或者大腿内、外侧或者身体其他部位(供者要求的吸脂部位)。供区针眼或切口处,按压排出肿胀液,进行适当的加压包扎,24~48 h 后更换包扎敷料,预防感染。

5.2.2.3　ASC 采集量

女性≤45 岁,男性≤50 岁,脂肪组织采集量不少于 50 ml。女性>45~55 岁,男性>50~60 岁者不少于 80 ml。男性体脂>25%,腰围大于 100 cm,女性体脂>33%,腰围>88 cm,不少于 100 ml。女性>55 岁,男性>60 岁,或者近期服用减肥药的人不建议采集脂肪组织提取 ASC。

5.2.2.4　脂肪组织运输和接收

吸取的脂肪组织应保存于标准配置的无菌容器内,贴条码标签,应遵从安全与准确的原则,做到样本与供者一一对应,记录启运时间和到达时间,低温冷链运输,建议时间控制在 48 h 内,送达制备机构。制备机构应设置脂肪组织的接收取样工作区,执行登记、初检、核对、暂存、交接等;目检脂肪组织有无污染或变质,应建立脂肪组织异常情况处置标准操作规程。

5.2.2.5　ASC 的分离

采集的脂肪组织用无菌生理盐水冲洗,按照脂肪组织体积加入相应浓度Ⅰ型胶原酶(建议 GMP 级)或胰蛋白酶混合液,37 ℃水浴或汽浴震荡,离心,吸弃上层脂肪和液体层,加入生理盐水重悬细胞沉淀,用细胞滤器过滤,去除未消化完全的组织团块,滤液离心,弃上清,获得基质血管成分(stromal vascular fraction,SVF)。SVF 是围绕在脂肪细胞周围,含有内皮细胞、非特征性基质细胞、血液细胞、巨噬细胞、造血祖细胞、脂肪来源的基质/干细胞等异质性细胞群,台盼蓝染色进行细胞计数。填写细胞操作记录,包括组织酶解分离时间,细胞数量和活性等。

5.2.3　骨髓间充质干细胞(BM-MSC)的采集与分离

5.2.3.1　BM-MSC 的采集

经患者知情同意,查“凝血四项”,有严重凝血功能障碍者需输血浆或相应凝血因子纠正后再实施;过敏体质者,需行利多卡因皮试，阴性者方可实施。病人处于仰卧位，髂前上棘后1~2 cm处，用2%利多卡因做局部皮肤、皮下和骨膜麻醉。穿刺针刺入骨髓，抽取50 ml骨髓液，抽取完毕后，用无菌纱布敷于针孔上，按压1~2 min后，局部酒精棉球消毒，换消毒纱布覆盖，胶布加压固定。

5.2.3.2 骨髓组织运输和接收

标本采集后当天送检(24 h内)，白细胞数量(有核细胞数>10个)，特殊情况下送检外周血时，必须外周血WBC>12×10^9，原始幼稚细胞>30%。吸取的骨髓组织应保存于标准配置的无菌容器内，贴条码标签，应遵从安全与准确的原则，做到样本与供者一一对应，记录启运时间和到达时间，低温冷链运输，建议时间控制在48 h内，送达制备机构。制备机构应设置脂肪组织的接收取样工作区，执行登记、初检、核对、暂存、交接等；检测骨髓组织有无污染或变质，应建立骨髓组织异常情况处置标准操作规程。

5.2.3.3 BM-MSC分离

将抽取的50 ml骨髓液，注入50 ml的无菌离心管中。用等量含20 U/ml肝素的PBS液稀释，并沿管壁加入等体积的比重为1.073 g/ml的淋巴细胞分离液；2 000 r/min离心30 min，吸取单个核细胞层；无菌生理盐水离心洗涤2次，每次1 000 r/min离心5 min，弃去上清液，取沉淀；将上述得到的骨髓MSC，用无血清培养基混悬，计数细胞，填写细胞操作记录，包括组织酶解分离时间，细胞数量和活性等。

5.3 接收与制备

5.3.1 接收

接收人员应对采集物进行初检，初检内容包括但不限于：

(1)采集物信息核对，包括名称、数量、重量、供者信息、健康调查、表单等。

(2)检查采集物内外包装及运输容器是否完整、密封状态等。

(3)目检采集物是否有变质、损坏或污染。

(4)取样并送检。

对自体来源的、未经体外复杂操作的干细胞，进行细胞鉴别、成活率及生长活性、外源致病微生物，以及基本的干细胞特性检测。而对异体来源的干细胞或经过复杂体外培养和操作后的自体来源的干细胞，还应当进行全面的内外源致病微生物、详细的干细胞特性检测，以及细胞纯度分析。干细胞特性包括特定细胞表面标志物群、表达产物和分化潜能等。采集物如有异常或特殊情况，接收人员应及时通知质量管理人员。制备机构应建立采集物异常或特殊情况处置操作规程，进行无害化处理。当采集物某些检测项目周期较长时，可先进行后续工艺操作，但应对细胞进行有效的识别和隔离，待检验合格后方可对由该采集物制备的干细胞和干细胞制剂予以放行。

5.3.2 制备

(1)制备实验室应通过 GMP 认证，具有干细胞制备的条件及资质。

(2)为尽量减少不同批次细胞在研究过程中的变异性，在干细胞制剂的制备阶段应对来源丰富的同一批特定代次的细胞建立多级的细胞库，如主细胞库和工作细胞库。细胞库中细胞基本的质量要求，是需有明确的细胞鉴别特征，无外源微生物污染。

(3)制备机构应对每种干细胞制剂制备的全过程，建立相应的工艺规程，包括干细胞的富集、扩增、诱导、收获、冻存、分装等操作，并进行全面的工艺研究和验证。

(4)培养基：若使用商业来源的基础培养基，应选择有资质的生产商并由其提供培养基的组成成分资料及相关质量合格证明。应尽可能避免使用人源或动物源性血清，如必须使用动物血清时，应确保其无特定动物源性病毒污染。严禁使用海绵体状脑病流行区来源的牛血清。若培养基中含有人的血液成分，如白蛋白、转铁蛋白和各种细胞因子等，应明确其来源、批号、质量检定合格报告，并尽量采用国家已批准的可临床应用的产品。

干细胞培养过程中，尤其是在最后的培养阶段中，除非必要，不应使用抗生素。

(5)储存：干细胞储存在液氮罐中。储存方式应满足质量要求，应能防止差错、混淆、污染和交叉污染。未经检验合格批准放行的干细胞制剂，应在待检区域中隔离存放。

(6)记录与档案管理：每批次干细胞制剂应有批记录，包括批接收记录、批制备记录、批包装记录、批检验记录和批干细胞制剂放行审核记录等与本批次干细胞制剂有关的记录。每批干细胞制剂的质量检验记录应包括采集物、中间制剂(种子细胞、主细胞库、工作细胞库等)和干细胞制剂的检验记录，可追溯该批次干细胞制剂所有相关的质量检验结果。

6 细胞移植

6.1 干细胞局部移植

(1)移植前行溃疡清创术：祛除表面脓苔、渗液，去掉坏死的组织(肌肉、死皮及死骨等)及痂皮。

(2)干细胞移植：首次输注量为每平方厘米皮损创面干细胞用量范围为$(2\sim10)\times10^6/\text{cm}^2$，根据创面严重程度选择不同的干细胞用量，并根据创面愈合情况来评估二次移植的必要性及移植用量。干细胞移植方式除了创面局部注射之外，还可以通过合适的载体或支架，确保移植的细胞能有效定植并保持活力。

6.2 疗效评估

6.2.1 创面愈合率和愈合时间

创面痊愈：创面表皮完全再生并且无渗出。

创面愈合率=(原始创面面积-未愈合创面面积)/原始创面面积×100%。

愈合时间：肉眼观察创面完全上皮化所需时间及创面愈合率达100%的天数。

6.2.2 创面分泌物及细菌培养观察

渗出物颜色评分：无(0分)，血性(1分)，浆液性(2分)，脓性

(3分)。

渗出物量评分:换药时2~3层敷料被分泌物浸透表面分泌物较多,取下敷料时创面少许分泌物者为分泌物较少,无分泌物(0分),轻度(1分),中度(2分),重度(3分)。

创面床评分:无溃疡(0分),粉期(1分),红期(2分),黄期(3分),黑期(4分)。

6.2.3　创周炎症反应

无红肿(0分);轻度(1分)、红肿范围距创缘≤0.5 cm;中度(2分),红肿范围距创缘0.5~1.0 cm;严重(3分),红肿范围距创缘≥1.0 cm。

6.2.4　创面疼痛评价

采用语言评价量表(VRS)评估疼痛强度:无痛(0分)、轻微痛(1分)、中度痛(2分)、重度痛(3分)、极重度痛(4分)。

6.2.5　全身情况

观察记录治疗前后体温、呼吸、脉搏、血压等变化。于治疗前取溃疡分泌物做细菌培养并测定踝肱指数。检测治疗前后血常规、肝功能、肾功能、心电图及血糖、凝血功能。

6.2.6　生活质量评估标准

观察期结束时评价最终生活质量。

6.3　不良事件及不良反应的记录和报告

干细胞移植可能带来的风险包括:发热,过敏反应,感染,静息性疼痛,局部软组织血肿或水肿,创周皮疹以及轻微的胸闷和恶心等。

(1)发热　低于39 ℃发热,进行冰袋冷敷、酒精擦浴等物理降温措施;高于39 ℃者,则给予解热镇痛药治疗。

(2)免疫排斥反应及过敏反应　轻度过敏只需观察,无须处理;中、重度过敏,根据情况停止注射治疗,并给予抗过敏药物治疗。

(3)感染　局部创面感染进行消毒、换药等处理即可;全身感染时,可给予抗生素治疗。

(4)静息性疼痛　对于轻度静息性疼痛可根据患者病情给予非甾体类解热镇痛药口服,对中重度静息疼痛可适当予以洛芬待因缓释片口服或盐酸曲马多肌内注射镇痛治疗。

(5)局部软组织血肿或水肿　出现血肿应及时清除局部积血,并加强抗感染及换药,保持创面清洁;轻度水肿可联用物理治疗及抗炎治疗,中度以上水肿在维持水电解质平衡时适当予以消炎、利尿治疗。

(6)创周皮疹　予以外用药物抗炎治疗。

(7)头晕、头痛、呕吐、胸闷、恶心　根据以往研究报告及临床实践,异体干细胞输注不会引起头痛、头晕、恶心、呕吐等输液反应。如果出现,立即停止注射,并积极寻找原因和对症处理。

(8)潜在的致肿瘤风险。

对试验期间出现的不良事件、不良反应,将其种类、程度、出现时间、持续时间、处理措施、处理经过等记录于病例报告表,并在综合考虑合并症、合并用药的基础上,评价并详细记录其与本治疗方案的相关性。

6.4　随访

患者治疗后随访,第1、2、4、8、16、24周定期回访观察,每次随访对溃疡创面照相,并检查创面修复情况、全身各系统症状及各类检测指标。随后每半年随访1次,第3年起每年随访1次。

7　结语

干细胞移植治疗合并放射损伤的难愈性创面目前仍处于基础研究到临床应用的过渡期,几个问题仍未得到解决,对干细胞应用的临床移植构成了重要挑战。例如,细胞移植途径,移植时机和频率,细胞标准化培养扩增、运输、冷冻储存等,需建立标准化处理方案和操作流程。此外,干细胞移植所面临的一大难题是如何确保足够数量和功能的细胞能顺利到达损伤局部并停留足够长时间以保证细胞移植疗效的体现。为此,提高干细胞传递技术,开发更有利于临床使用的生物材料，以提高难愈性创面的治愈率也是目前亟待解决的关键技术。

（执笔人：王　钰　陈惠华　郝好杰　史春梦）

参考文献

[1]程天民，冉新泽. 合并放射损伤的创伤难愈与促愈研究的进展与思考[J]. 中华放射医学与防护杂志，2002，22(3)：145-148.

[2]冉永红，高继宁，卢丙慧，等. 放创复合伤创面难愈机制及治疗的研究进展[J]. 中华放射医学与防护杂志，2018，38(11)：874-880.

[3]蔡金玲，杜丽，崔玉芳. 放创复合伤创面难愈机制及治疗的研究新进展[J]. Infect Inflamm Rep，2013，14(1)：54-57.

[4]史春梦，程天民. 放射损伤对创面愈合的影响[J]. 国际放射医学核医学杂志，2005，29(1)：30-32.

[5]冉新泽，程天民，林远，等. 全身放射损伤影响皮肤创伤愈合的剂量效应研究[J]. 中华放射医学与防护杂志，2002，22(3)：149-152.

[6]冉新泽，赵新吉. 全身辐射对创伤后皮肤愈合的时间效应研究[J]. 中国临床康复，2002，6(14)：2070-2071.

[7]艾国平，粟永萍，阎国和，等. 骨髓间充质干细胞对放创复合伤创面的促愈作用[J]. 中华放射医学与防护杂志，2002，22(3)：164-167.

[8]侯爱莲，闫国和，粟永萍，等. 羊膜负载骨髓干细胞与角朊细胞对放创性全厚皮肤缺损创面胶原合成的影响[J]. 中国组织工程研究，2009，13(1)：149-152.

[9]汤苏阳，史央，郑岩，等. 脂肪组织来源的干细胞提取、制备及储存质量管理专家共识[J]. 解放军医学杂志，2018，43(10)：811-815.

[10] FALANGA V，IWAMOTO S，CHARTIER M，et al. Autologous

bone marrow-derived cultured mesenchymal stem cells delivered in a fibrin spray accelerate healing in murine and human cutaneous wounds[J]. Tissue Engineering,2007,13(6):1299-1312.

[11]YOSHIKAWA T,MITSUNO H,NONAKA I,et al. Wound therapy by marrow mesenchymal cell transplantation[J]. Plastic and Reconstructive Surgery,2008,121(3):860-877.

[12]MAXSON S,LOPEZ E A,YOO D,et al. Concise review: role of mesenchymal stem cells in wound repair[J]. Stem Cells Translational Medicine,2012,1(2):142-149.

[13]SORRELL J M,CAPLAN A I. Topical delivery of mesenchymal stem cells and their function in wounds[J]. Stem Cell Research & Therapy,2010,1(4):30.

[14]JÁNVOJTASSÁ K,DANISOVIC L,KUBES M,et al. Autologous biograft and mesenchymal stem cells in treatment of the diabetic foot[J]. Neuro Endocrinology Letters,2006,27 Suppl 2(Suppl 2):134.

[15]BERGER M E,CHRISTENSEN D M,LOWRY P C,et al. Medical management of radiation injuries:current approaches[J]. Occupmed(Lond),2006,56(3):162-172.

[16]RIOS C,JOURDAIN J R,DICARLO A L,et al. Cellular therapies for treatment of radiation injury after a mass casualty incident[J]. Radiat Res,2017,188(2):242-245.

[17]DICARLO A L,TAMARAT R,RIOS C I,et al. Cellular therapies for treatment of radiation injury: report from a NIH/NIAID and IRSN workshop[J]. Radiat Res,2017,188(2):e54-e75.

[18]KIANG J G. Adult mesenchymal stem cells and radiation injury[J]. Health Phys,2016,111(2):198-203.

[19]BUI E,JOSEPH B,RHEE P,et al. Contemporary management of radiation exposure and injury[J]. J Trauma Acute Care Surg,2014,77(3):495-500.

[20] KOTENKO K, MOROZ B, NADEZHINA N, et al. Successful treatment of localised radiation lesions in rats and humans by mesenchymal stem cell transplantation[J]. RadiatProt Dosimetry, 2012, 151(4): 661-665.